O PODER DOS CICLOS FEMININOS

Caro leitor,
Queremos saber sua opinião sobre nossos livros.
Após a leitura, curta-nos no Facebook.com/editoragente,
siga-nos no Twitter @editoragente e
no Instagram @editoragente
e visite-nos no site www.editoragente.com.br.
Cadastre-se e contribua com sugestões, críticas ou elogios.

KAREEMI

O PODER DOS
CICLOS
FEMININOS

As respostas para entender seu **ciclo menstrual**, altos e baixos emocionais e fazer uma **revolução dentro de si**

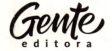

Diretora
Rosely Boschini

Gerente Editorial Sênior
Rosângela de Araujo Pinheiro Barbosa

Editora Júnior
Rafaella Carrilho

Assistente Editorial
Fernanda Costa

Produção Gráfica
Fábio Esteves

Preparação
Amanda Oliveira

Ilustração de Capa
Karymy Gonçalves/By Karymy

Projeto Gráfico, Diagramação e Capa
Vanessa Lima

Revisão
Wélida Muniz e Algo Novo Editorial

Impressão
Edições Loyola

Copyright © 2023 by Kareemi
Todos os direitos desta edição
são reservados à Editora Gente.
Rua Natingui, 379 – Vila Madalena
São Paulo, SP – CEP 05443-000
Telefone: (11) 3670-2500
Site: www.editoragente.com.br
E-mail: gente@editoragente.com.br

Dados Internacionais de Catalogação na Publicação (CIP)
Angélica Ilacqua CRB-8/7057

Kareemi
   O poder dos ciclos femininos : as respostas para entender seu ciclo menstrual, altos e baixos emocionais e fazer uma revolução dentro de si / Kareemi. – São Paulo : Editora Gente, 2023.
   192 p.

   ISBN 978-65-5544-310-3

   1. Desenvolvimento pessoal 2. Mulheres 3. Saúde reprodutiva I. Título

23-0469   CDD 158.1

Índice para catálogo sistemático:
1. Desenvolvimento pessoal

nota da publisher

Em 2018 publicamos um livro muito especial para a Editora Gente, o *Viva com leveza*. A obra é especial não só pelo conteúdo, mas pela autora. Muita gente não sabe, mas depois que eu assisti a um vídeo tocante sobre a história de vida da Kareemi, decidi que era minha responsabilidade, enquanto editora, publicar um livro seu e fazer chegar no maior número de pessoas o que ela tinha a dizer. Fiz o convite para essa autora querida para que, juntas, construíssemos um projeto capaz de transformar vidas. E assim foi.

Agora, cinco anos depois, voltamos para reafirmar nossa parceria. *O poder dos ciclos femininos* vem para ser uma bandeira hasteada em nome da liberdade feminina. Em uma sociedade que tanto nos poda e nos oprime, entender e respeitar nossos ciclos é fundamental. Você já parou para pensar como tudo o que está a nossa volta é feito de ciclos? A água é cíclica, as estações do ano são cíclicas, a Lua é cíclica... E com as mulheres não poderia ser diferente.

Aqui, Kareemi traz o autoconhecimento cíclico, conceito-chave para nos reconectarmos à nossa essência feminina e reivindicar nosso direito de cuidado com o próprio corpo. Embarque nesta jornada e permita-se ter uma nova percepção sobre si e uma relação de amor e de autocuidado.

ROSELY BOSCHINI - CEO e Publisher da Editora Gente

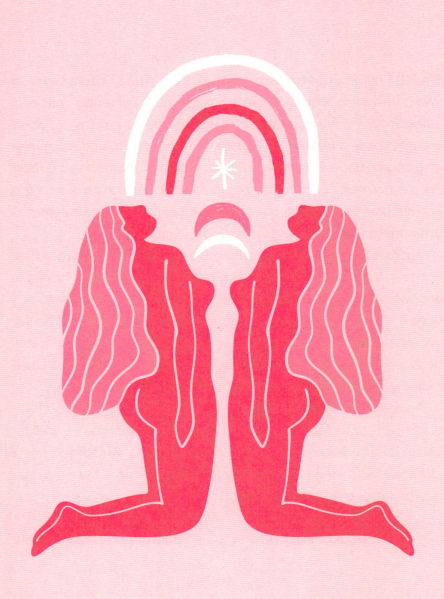

Dedico este livro à toda a minha
ancestralidade e linhagem feminina:

À minha mãe, Márcia, que me deu a vida;

À minha tia, Edna, que me criou e de quem
herdei parte dos comportamentos que hoje
explicam os meus impactos ovarianos;

Agradeço e honro especialmente à minha bisavó
materna, "Dita", parteira e quem me guiou
e inspirou durante a construção desta obra;

À minha avó materna, Elza, que partiu deste plano
enquanto finalizávamos os últimos capítulos
e que, por meio de uma grande dor em sua
história, me impulsionou a buscar a constelação
familiar como ferramenta de autoconhecimento
e transformação dos nossos padrões familiares;

Por último, dedico à minha filha, Gaia,
que tanto me ensina e impulsiona
a seguir lutando pela cura feminina.

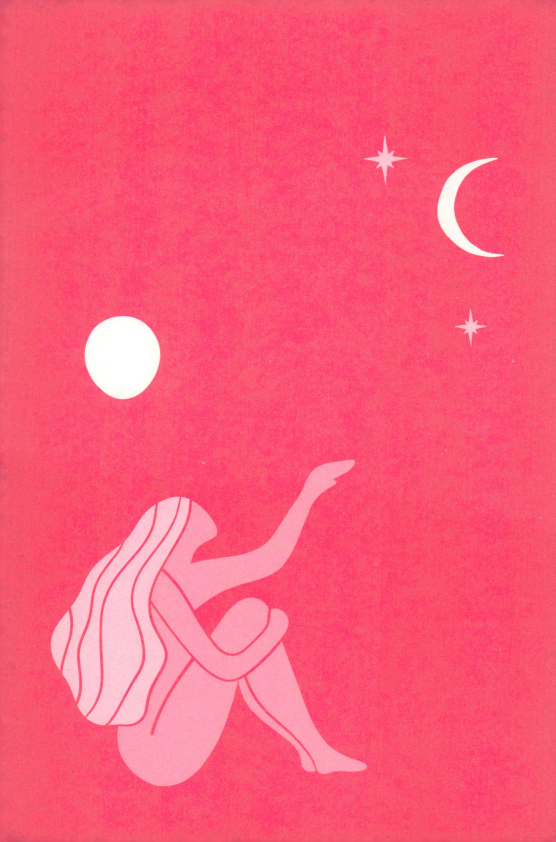

agradecimentos

Agradeço a todas as minhas alunas e pacientes, aos profissionais da saúde, parceiros de trabalho e ginecologistas que colaboram diariamente com o fluir da Ginecologia Emocional®, aprendendo e disseminando esses conhecimentos para que mais pessoas possam se beneficiar deles. E à Anna Sazanoff, minha *hermana*, mentora e comadre, que me abriu as portas desse universo.

Minha gratidão à Editora Gente, que mais uma vez me abraçou e apoiou este projeto, especialmente à Rosely Boschini, CEO da editora e grande realizadora dos meus sonhos; à Carolina Rocha, minha parceira na construção de cada capítulo e responsável por toda a pesquisa; e à Rosângela Barbosa, gerente editorial que nos apoiou e coordenou tudo, respeitando meu tempo e ritmo nesta construção.

Toda minha gratidão ao dr. Adailton Meira, ginecologista, obstetra e constelador familiar, a quem confiei o prefácio deste livro; tanto por me incentivar quanto por apoiar e reconhecer como verdadeiro tudo o que permeia este trabalho.

Agradeço à inspiração e arte da minha xará, Karymy, ilustradora que, desde 2018, partilha das minhas ideias para expressar na arte a Ginecologia Emocional®. Seus traços dão vida à ilustração que compõe a capa deste livro. E à Nívea Guimarães, que generosamente me presenteou, também em 2018, com o logotipo que hoje é a marca registrada da Ginecologia Emocional®.

nota 1
Este livro não exclui a importância do acompanhamento médico. Trata-se de uma ferramenta para apoiar a jornada das mulheres, e as orientações a seguir se propõem a complementá-la.

nota 2
Todos os relatos contidos neste livro são baseados em experiências reais de mulheres que passaram pelo processo da Ginecologia Emocional®. Algumas pessoas, porém, tiveram o nome alterado para preservar sua identidade.

sumário

12 Prefácio

24 Introdução

32 Capítulo 1
Quem disse que ser mulher deveria ser tão doloroso assim?

46 Capítulo 2
A mulher na história da humanidade: onde foi que tudo se perdeu?

66 Capítulo 3
A natureza é cíclica – o seu corpo e psique, também

80 Capítulo 4
De frente para o espelho: o que você sente quando encara o seu reflexo nu?

94 Capítulo 5
O ciclo menstrual e a influência lunar no corpo e na mente da mulher

110 Capítulo 6
O real significado da TPM
Com conteúdo complementar exclusivo em vídeo!

138 Capítulo 7
O triângulo dos mistérios: útero, ovários e vagina

162 Capítulo 8
A reconexão feminina e os 3As

176 Capítulo 9
A sua reconexão feminina já começou!

prefácio

Não há fatos eternos,
como não há verdades absolutas.

FRIEDRICH NIETZSCHE

Não era uma sala muito grande, éramos umas cinquenta pessoas. Eu estava sentado na primeira fileira quando vi uma mulher entrar e caminhar timidamente em direção ao pequeno palco à minha frente, depois, sentou-se em uma daquelas cadeiras altas que faz a pessoa tirar os pés do chão. A primeira impressão veio carregada de uma emoção que eu não soube explicar, e acompanhada por um certo espanto. Vi uma mulher com traços bonitos, um sorriso largo e, logo em seguida, percebi que ela não tinha um braço, detalhe que não fazia esforço algum para esconder.

Ela começou a se apresentar. Foi convidada para falar da experiência com seu primeiro livro, *Viva com leveza* (2018), também publicado pela Editora Gente. De tudo o que ela compartilhou, o que realmente me impactou foi o relato do momento em que perdeu o braço. Ela tinha entrado em um ônibus de viagem, adormeceu e, quando acordou, estava em um hospital. Olhou para o lado, percebeu que não tinha mais um dos braços e, ato contínuo, beijou a mão que restara e disse: "Ainda bem que você ficou".

Nesse momento, algo me disse lá dentro: *Essa pessoa tem algo especial*. E tem mesmo, algo que se traduz em uma positividade ímpar quanto à vida.

Não me lembro de todos os detalhes da fala, mas ficou marcado em mim como ela contou que o acidente tinha sido a catapulta para que colocasse em prática sua missão de alma. Ela teve que se reprogramar, aprender a viver com um único braço, a tomar banho, alimentar-se, dirigir, vestir-se; e tudo isso demandou energia e tempo. Mas, como bem sabemos, novos desafios despertam áreas de nosso cérebro que não eram tão utilizadas anteriormente.

Esse conjunto de "novas possibilidades" abriu caminho para ela se embrenhar no autoconhecimento e no autocuidado. Aparentemente, ela tinha se desconectado da própria essência e pôde reencontrar a rota correta a partir desse convite inesperado da vida.

Quando nos desconectamos da essência, entramos no modo "sobrevivência". Acordamos, trabalhamos, ganhamos dinheiro, compramos comida e suprimentos, encontramos pessoas, e a vida passa sem que a gente perceba. Muitas pessoas vivem nesse automatismo, uma sequência de cumprir metas, obrigações, sem se permitir sentir a vida de verdade. Quando aparecem os sentimentos, eles podem ameaçar esse modo automático e, por isso, devem ser suprimidos. E isso nos adoece.

Quando você sobrevive a um evento do qual a chance de escapar era pequena, surge a pergunta: *Por que eu continuei vivo?*

Eu mesmo passei por isso quando tinha 13 anos. Morava com meus pais e irmãos em Presidente Prudente, cidade no interior de São Paulo. Andando de bicicleta, colidi com outra e bati a cabeça com força no chão, perdi os sentidos e fiquei em observação médica. Era época de epidemia de meningite e fui liberado às pressas, nem radiografia fizeram. Mas houve uma fratura no osso parietal direito, que gerou um hematoma e tirou minha consciência somente vinte e quatro horas depois da batida. Fui operado em regime de emergência e só acordei no outro dia, com a cabeça enfaixada e uma certeza: se sobrevivi era porque tinha uma missão neste mundo, não era hora de ir embora ainda. Entendi, com o tempo da recuperação, que minha missão era ser médico, o que procurei cumprir com o maior zelo possível, pois passou a ser meu propósito de vida.

Depois disso, a vida se incumbiu de me propor caminhos, alternativas, escolhas. Primeiro, veio a homeopatia. Ainda no primeiro ano da faculdade, um livro do professor argentino Francisco Eizayaga (1921-2001) caiu em minhas mãos. Devorei aquelas páginas e ainda lembro da sensação que me veio, praticamente uma revelação: *Nossa, a doença não é algo que vem de fora, mas de dentro, é uma perturbação nas emoções que desestrutura o estado mental da pessoa e acaba por se manifestar no corpo como enfermidade.*

Depois, no segundo ano da faculdade, assisti a um parto diferente, especial. Foi um parto domiciliar. Uma atriz de teatro deu à luz ao seu terceiro filho em casa. Ficou na posição de cócoras, a criança nasceu e a mãe a pegou no colo. Simples assim. Eu tinha sido instruído a não me fazer ser visto. Assistindo a tudo colado na parede, imóvel, senti uma lágrima rolar pela face, aquela cena me emocionou. Nos momentos finais do período expulsivo, a parturiente gritava, xingava, urrava. Imediatamente após o bebê nascer, ela se torna um poço de candura, muda o seu humor, fica suave e, ao pegar a criança ainda "suja" com o vérnix caseoso, ela entra no modo maternal, distribuindo palavras de carinho, de bênção. Uma outra mulher. Meia hora depois, estávamos na cozinha da casa, comemorando o nascimento, e ela aparece, caminhando, bem, com a criança no colo. Aquilo marcou minha vida.

Nos anos seguintes, mergulhei na compreensão da fisiopatologia das doenças e, em conversas com pacientes da Santa Casa de Campinas, assimilei que havia um componente emocional por trás das doenças. No sexto e último ano da faculdade, veio a escolha da especialidade, e me direcionei para a ginecologia e obstetrícia; sentia um chamado nesse campo. Fiz a residência médica para obter o título de especialista, e o consegui.

Nesses dois anos, pude entrar em contato com muitos casos clínicos, partos, cirurgias. Ganhava habilidade e segurança para atuar. Mas eu tinha que fazer o que os professores indicavam, pois, como residente, estava sujeito a uma hierarquia, e o preceptor decide a melhor conduta. O parto considerado "ideal" era com analgesia, parturiente deitada, aplicação de "fórceps de alívio" e a entrega do bebê, imediatamente após nascer, ao residente neonatologista para ser aspirado, seco, limpo e enrolado em um campo cirúrgico estéril para que fosse levado ao berçário. A mãe acenava de longe, observando a cena.

Eu seguia as etapas exigidas, mas algo dentro de mim questionava: *Como é que um fórceps puxando-a para fora pode ser a forma de parto mais adequada para a chegada de uma criança a este mundo?*

Tudo aquilo me parecia muito agressivo, mas, como estava "fundamentado cientificamente", era difícil de debater. Esse conflito me acompanhou por anos. Observava condutas tidas como científicas, mas que claramente eram desvinculadas da real necessidade humana e do agir da Natureza.

Com o passar dos anos, fui conduzido a olhar para a saúde da mulher de maneira integrativa, movido por questões que pareciam não ter resposta possíveis pelos meios tradicionais. Casos em que mulheres não ovulavam, mulheres que tinham abortos de repetição sem fatores identificáveis, jovens desenvolvendo endometriose, câncer de mama, ovário e útero com cada vez menos idade.

Não pense que desprezei o conhecimento da medicina alopática, da abordagem cartesiana, das resoluções cirúrgicas que muitas vezes são indicadas e necessárias; do uso de antibióticos e hormônios em situações específicas. Mas deixei essas opções para casos especiais e realmente necessários. Minha grande busca passou a ser pela resposta à pergunta: *Por que adoecemos?*

Pela visão da medicina tradicional chinesa, a doença ocorre por um bloqueio na circulação do *Tchi*, energia vital que corre nos canais de energia, ou meridianos, dispostos ao longo do corpo, muitas vezes ao lado do pedículo vásculo-nervoso. Ou seja, o ser humano não seria somente um conglomerado de células e órgãos, possuiria também um componente imaterial.

Em conjunto, a medicina psicossomática postula que muitas doenças provêm de questões emocionais: esse conglomerado de células, ossos e órgãos que se movimenta tem sentimentos, tem emoções. Essas emoções, quando não administradas de maneira adequada, geram sofrimento, que não vai embora com o tempo. Por exemplo, uma criança que passa por abusos físicos, apanha muito, sofre dominação de adultos ou irmãos mais velhos, sendo que algumas vezes também é vítima de atos agressivos de conotação sexual; mais tarde, já na vida adulta, extrapola muitos desses sofrimentos que ficaram guardados, armazenados no corpo, nos músculos, fáscias, tendões e órgãos, por meio de doenças.

A homeopatia unicista encara o ser humano como um ser movido por uma Força Vital e, por isso, é considerada uma medicina vitalista que diz: "Este ser tem um cérebro com sintomas mentais e emoções que se alteram depois de certas experiências e acontecimentos de vida. É um ser único e, portanto, a doença se desenvolve de maneira única e pessoal; é a superficialização deste distúrbio da Força Vital que se manifesta por meio de um psiquismo alterado que vai se exteriorizar por meio dos sintomas físicos, localizados e manifestos de maneira única, ou seja, da maneira particular daquele indivíduo".[1]

Algumas pessoas melhoram com o consolo; outras, pioram. Umas melhoram ao ar livre; outras, dentro de casa. Umas melhoram ao se movimentarem; outras têm alívio das dores ao ficarem paradas, e assim por diante. Aqui, a compreensão é de que a doença não acontece de fora para dentro, mas de dentro para fora. O patógeno não é agente causador, mas acidental. O conflito emocional é a causa real e deve ser o foco do tratamento. É assim que a homeopatia aborda o adoecimento e o tratamento.

Minha trajetória e o cuidado de milhares de pacientes me provaram que a questão fundamental é o modelo de abordagem nos processos de cura e acompanhamento de pacientes. De um lado, a abordagem mecanicista, cartesiana, do indivíduo e da doença. Do outro, o modelo humanista, holístico, que aborda o indivíduo como um ser com corpo, mente, emoções e alma, que existe em um contexto familiar e social específico.

Quando o segundo modelo começou a fazer muito mais sentido para mim, encontrei forte resistência dos colegas médicos. Fui criticado, mas persisti, pois os resultados nos pacientes eram animadores. Uma consulta dando tempo para o doente falar de sua vida, das dificuldades no trabalho e nos relacionamentos em geral, do relacionamento amoroso-conjugal, dos sofrimentos com questões envolvendo filhos e doenças dos pais trazia à tona fatores que não eram valorizados pela medicina cartesiana.

---

[1] HAHNEMANN, S. **Organon da arte de curar**. Tradução da 6ª edição alemã. São Paulo: GEHSP "Benoit Mure", 1980.

A ginecologia é emocional

PREFÁCIO

Quando Kareemi me convidou para escrever o prefácio deste livro, fiquei muito honrado. Acredito que nestes quase quarenta anos de prática médica, eu tenha deixado um rastro de respeito ao feminino e uma jornada de estudo que nunca termina, pois continuo buscando formas de atender melhor. Foram mais de 40 mil atendimentos, mais de 10 mil pacientes, mais de 2 mil partos, mais de mil cirurgias. Nos encontros e conversas com minhas pacientes, pude acolhê-las exatamente como elas se apresentaram; sem julgar, sem exigir, apenas escutar e assentir.

Tenho um profundo respeito pela coragem da Kareemi em se expor ao defender a ginecologia como uma ciência que contemple também a saúde emocional da mulher, que respeite o corpo e os processos naturais, que respeite os ciclos, que enxergue as quatro fases da Lua refletidas nas quatro fases da mulher. Acredito que Kareemi tenha visto em mim esforço e dedicação em conciliar as diversas vertentes da medicina, e compreendido minha tentativa de combinar o olhar amplo da abordagem integrativa com a abordagem sistêmica da medicina cartesiana, sem excluir.

De maneira geral, na abordagem integrativa, a questão emocional é fundamental. Ela é a base do distúrbio. Uma mulher que passou por abuso sexual na infância pode acabar por desenvolver algum tipo de doença na vida adulta que envolve um mau funcionamento do sistema gênito-urinário. Uma mulher que teve um pai alcoólatra, violento, que via cenas desse pai brigando com a mãe, ao chegar à fase adulta geralmente desenvolve resistência a confiar, entregar-se de corpo e alma a um representante do masculino. Uma mulher que escutou por toda a infância: "Filha, nunca dependa de homem", "Homem não presta" ou "Homem sempre vai trair" é capaz que não se sinta totalmente à vontade para exteriorizar a sua feminilidade, que tenha insegurança para ovular. Muitas delas bloqueiam a ovulação, abafam a sexualidade, muitas não se permitem o prazer, o orgasmo feminino, por crenças incutidas em tenra infância e que, não mais percebidas conscientemente, continuam a influenciar o comportamento objetivo e subjetivo dessa mulher. A ginecologia, percebi, é emocional.

Os casos de candidíase, uma vulvo-vaginite, com sintomas de prurido (coceira) vulvar, com ou sem corrimento, são tratados com medicação antifúngica oral e creme vaginal com antifúngico tópico. Quem já fez um tratamento assim sabe que pouco tempo depois os sintomas voltam. E por que voltam? Basicamente porque a questão etiológica emocional não foi acolhida, identificada. Toda doença tem uma função, e todo sintoma traz uma mensagem.

Por essa razão, Hipócrates, quatrocentos anos antes de Cristo, perguntava bem no início do seu atendimento: "Você está disposta a mudar, desistir dos fatores que te fizeram adoecer?". Não é por acaso que ele é o pai da medicina, e que o juramento que os médicos fazem até hoje foi enunciado por ele. É claro que a doença acontece pelas questões mais variadas possíveis, mas fundamentalmente para trazer à tona, trazer à consciência, o que não está sendo visto, percebido, olhado com consciência. Muitas mulheres com candidíase não estão bem na sua relação amorosa, estão com alguma restrição ao companheiro amoroso-sexual, mas não conseguem falar, exteriorizar, pois esse movimento implicaria mudanças radicais na vida, possivelmente uma separação. Mas o corpo não mente.

Mais recentemente, pude entrar em contato com outras abordagens que ampliaram ainda mais minhas convicções, em especial a da constelação familiar e das 5LB (Cinco Leis Biológicas). De modo resumido, a ideia é que uma filha está ligada à sua ancestralidade, ao que aconteceu com a mãe na própria infância, ao emocional da mãe durante a gestação assim como às suas avós e bisavós.

Doze anos atrás, quando passei pela primeira constelação sistêmica, pude entender que havia muitos padrões desarmônicos dentro de mim. Descobri a razão pela qual me tornei não só um obstetra, mas um profissional que passou a fazer partos respeitosos, que deixava com a mulher a escolha do parto ideal, no tocante a lugar para parir, forma, procedimentos desejáveis, posição, o que deveria ser feito com o bebê depois do nascimento, se queria usar água, chuveiro, banheira – e estou falando da década de 1980, quando essas coisas ainda eram tidas como procedimentos questionáveis cientificamente. A explicação encontrei na experiência de parto da minha mãe. Ela, por ter Rh negativo, e meu pai, positivo, foi alertada pelo médico que eu poderia ter problemas no útero (esse tipo de situação adversa, porém esperada, é chamada iatrogenia) por causa da incompatibilidade sanguínea. Ela sentiu medo durante toda a gestação. Medo imaginário.

Meu pai tinha comprado um caminhão e teve que sair em viagem. Ela, que ficara sem a mãe aos 3 anos, e sem o pai, aos 12, reviveu o abandono e, com medo, ficou fechada em um quarto escuro e sozinha da meia-noite até às 4h30, quando finalmente foi para hospital. Aos ser examinada, o médico saiu correndo anunciando uma urgência. Ela foi levada à sala de parto, recebeu uma raquianestesia (estou falando de 1960) e teve o parto realizado com fórcipe e episiotomia extensa, levando a hemorragia pós-parto, anemia e seis longos dias de internação materna.

Desse parto vim ao mundo, me tornando o parteiro que segura nas mãos das parturientes, que só indica cesariana quando estritamente necessária. Nesse momento tão revelador, eu deixei de precisar ser obstetra, podia ser ou não mais, pois foi-me revelado que resolver-me com a mãe é fundamental na abordagem sistêmica, e a mãe é a conexão com a vida, com o amor; algo que Kareemi entende e aplica muito bem em suas ações.

Encerro este prefácio dizendo que respeito muito Kareemi como mulher, mãe, escritora e formadora de opinião. Tantos profissionais que atendem a saúde da mulher (ginecologistas, fisioterapeutas, enfermeiras) quanto mulheres que querem conhecer mais sobre o funcionamento normal e natural do próprio corpo, e até mesmo aquelas que estão em busca de outra solução para problemas de saúde que envolvem o feminino, a menstruação, o útero e os ovários, terão grande benefício com esta obra. Indico um início de leitura livre de ideias preconcebidas, pois alguns conceitos poderão questionar crenças antigas carregadas de pensamentos firmados na infância e oriundos da medicina da matéria.

Abri este prefácio com uma frase de Nietzsche, e vou terminar com outra: "As convicções são inimigas mais perigosas da verdade do que as mentiras".

Assim como me libertei e questionei as práticas vigentes no meu tempo, buscando uma forma mais humanizada e integrada de praticar meu ofício e de enxergar o mundo, Kareemi nos faz um convite a outras formas de ver, de sentir e de viver, repensando o feminino. Sua jornada de vida é prova, também, do poder de transformação que este tipo de leitura convida, e eu espero que você o aceite.

Boa leitura.

DR. ADAILTON SALVATORE MEIRA
*Médico ginecologista com atuação
em medicina integrativa sistêmica*

Kareemi nos faz
um convite a outras
formas de ver,
de sentir e de viver,
repensando o feminino.
Sua jornada de vida
é prova, também, do
poder de transformação
que este tipo de leitura
convida, e eu espero
que você o aceite.

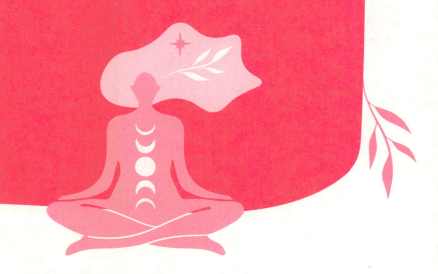

Introdução

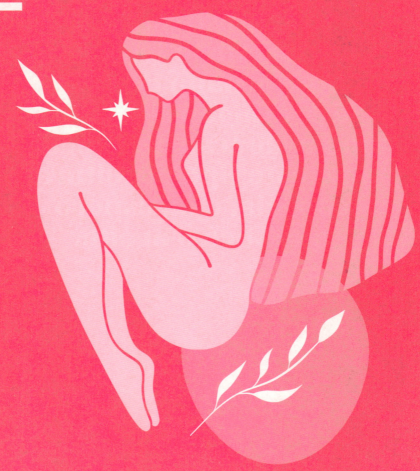

Você se lembra da primeira vez que menstruou? Da primeira vez que alguém lhe receitou um remédio para lidar melhor com o fato de ser uma mulher, repleta de hormônios "enlouquecidos" e portadora de um corpo que, desde a adolescência, parece vir carregado de questões?

Alguns desses momentos foram tão marcantes para mim que, quando fecho os olhos, consigo voltar para o passado e ver a menina Kareemi. Garota que, por muito tempo, viveu uma relação de completa indiferença com o próprio corpo, com o feminino e com os seus ciclos.

Vivemos em um sistema patriarcal que nos ensina, desde jovens, a terceirizar os cuidados do nosso corpo, a colocar nosso valor nas mãos de outras pessoas. Como isso nos machuca! Essa desconexão rouba a nossa autonomia, enfraquece o nosso amor-próprio, autoestima e autoconfiança. Começamos a colecionar histórias de relacionamentos tóxicos, a viver sob estresse e ansiedade constantes, fazendo com que nosso corpo tenha de gritar de dor para que a gente perceba que a mudança se faz necessária, e que ela é urgente. E digo isso não só porque tenho acompanhado milhares de mulheres através dos treinamentos que viabilizo e do trabalho que desenvolvo nas redes sociais, mas porque, por muito tempo, eu mesma senti e perdi muito com essa falta de conexão comigo.

Nos últimos anos, tenho testemunhado com alegria e orgulho o crescimento de um grande movimento de despertar feminino. Diariamente encontro mulheres que estão cansadas de viver padrões repetitivos de doenças ginecológicas, problemas menstruais, desgastes com a menopausa e de sofrer em relacionamentos abusivos. Essas mulheres querem se reconectar consigo, com seus talentos, alcançar a autorrealização e resgatar a espiritualidade através de uma nova dinâmica com o próprio corpo. Esse despertar, para mim, é um chamado urgente e maravilhoso para o **autoconhecimento cíclico**, tema central deste livro, movimento que tudo transforma na vida de uma mulher e à sua volta.

Como aconteceu comigo há cerca de dez anos, ultimamente acompanho cada vez mais mulheres que começaram a questionar aquilo que antes aceitavam como fato:

- O uso indiscriminado de medicamentos e anticoncepcionais hormonais;
- Problemas ginecológicos recorrentes tratados sem antes entendermos a raiz de suas aparições;
- Grande dificuldade em experimentar o prazer sexual com liberdade;
- A desconexão com o próprio corpo.

Estamos em um momento de ruptura, nos movimentando para sair da prisão moderna que nos rouba o tempo de nós mesmas e nos impede de viver algo diferente. Afinal, entre trabalho, casa e família, que energia sobra para olharmos com atenção para nosso corpo e alma?

O fato é que temos andado em círculos, reféns de medicamentos, tratamentos paliativos e diagnósticos muitas vezes equivocados que tentam calar as dores do corpo femininos sem antes compreender suas mensagens. Perdemos tempo, dinheiro, saúde e até a fé na cura definitiva – que é possível, contanto que possamos nos abrir ao entendimento mais profundo e integrativo que o sintoma mostra.

Eu chamo esse fenômeno de virada de consciência de **reconexão feminina**, já que, por minha própria história e por acompanhar milhares de outras mulheres com meu trabalho, percebo que essa é uma busca para entrar em sintonia com algo que já nos habita, mas que está ali no canto, quieto, nulo, adormecido. Quando buscamos essa conexão, tudo muda: corpo, intuição, emoções, energia, alma. A reconexão transforma a vida!

Esse chamado pode vir como um clique, algo do dia para a noite, pode ser naquele momento antes de adormecer ou na frente do espelho, quando você se olha e decide que não pode mais continuar assim, tão distante de sua verdadeira essência.

É um chamado que nem sempre vem de maneira suave. Às vezes, ele se apresenta na forma de uma repetição de relacionamentos abusivos, no sofrimento que só pode ser transformado a partir do resgate do amor-próprio e da reconstrução da autoestima. No entanto, na maioria das vezes, tudo isso vêm à tona através de problemas menstruais e ginecológicos. O corpo começa a falar, a fazer de tudo para chamar nossa atenção. E o corpo feminino usa a região ginecológica como o principal porta-voz.

No meu caso, precisei ser literalmente jogada de um precipício. Em 2011, em um acidente de ônibus durante uma viagem de réveillon, para começar a escutar meu corpo com a atenção que ele merecia e precisava. Algumas pessoas chamam o que aconteceu de tragédia, mas, para mim, foi a travessia que eu precisava realizar.

Para que eu pudesse estar aqui, agora, tendo essa conversa com você, primeiro precisei me dar conta de que tinha um corpo que estava sendo negligenciado, me dar conta de que só dava ouvidos para a minha mente extremamente racional, presa a um ritmo de trabalho e a relações muito tóxicas. A vida se encarregou de chamar minha atenção, fazendo com que eu perdesse meu braço direito inteiro naquele acidente e, ao mesmo tempo, possibilitando o despertar profundo de que eu tanto precisava.

Depois de desenvolver minha consciência corporal, concluí a adaptação e a reabilitação de maneira incrivelmente rápida, graças ao meu processo de aceitação. Meu chamado se manifestou a partir do questionamento de um processo que me rondava há mais de dezesseis anos: eu tomava pílula anticoncepcional como a única alternativa de tratamento para a tão popular síndrome dos ovários policísticos (SOP). Até esse período, eu nunca tinha dado atenção para o meu corpo de mulher, meus ovários e meu útero. E foi a busca por uma alternativa de entendimento e tratamento da SOP que me direcionou à Ginecologia Natural, jornada que foi o pontapé para que eu criasse a Ginecologia Emocional®.

Esse movimento da reconexão feminina não se trata de um simples processo individual; ele é completamente coletivo. É como se mergulhássemos em um oceano de consciência feminina, repleto de sororidade e conexão cósmica. Isso porque o autoconhecimento cíclico é uma porta para desenvolvermos a consciência do que influencia a nossa vida para além do visível, para reconhecermos o que há de mais sagrado e original em cada uma de nós; é particular e universal ao mesmo tempo.

INTRODUÇÃO

Abordagens ligadas à ancestralidade feminina e constelação familiar dizem que quando uma mulher se cura, ela cura sete gerações ascendentes e sete descendentes. E eu afirmo, com base nos milhares de estudos de caso que fiz junto a tantas mulheres, que **cada uma que se cura colabora na cura de todos os seres deste planeta**.

Ciclo menstrual: o oráculo feminino

É quase impossível encontrar uma mulher que não tenha reclamações quando o assunto é menstruação. Eu mesma já reclamei muito da minha TPM, cólicas, enxaquecas, acne... Ficava incomodada sempre que a menstruação aparecia. E muitas vezes senti raiva de ser mulher e precisar "sofrer todo mês".

Ao me lembrar da resistência que eu tinha com meu ciclo e a minha natureza, sinto certa tristeza. Porque a verdade é que quando entendemos o real significado do ciclo menstrual – e aqui me refiro a todas as fases que o sistema ginecológico feminino percorre, e não apenas ao período de sangramento –, aprendemos a reconhecer cada desconforto e detalhe da nossa TPM e da menstruação como mensagens sobre o nosso ritmo de vida e comportamentos. Ao fazermos as pazes com nossos ciclos menstruais, descobrimos que eles são verdadeiros oráculos: são mapas comportamentais que nos guiam e orientam cada passo a ser dado!

Talvez você esteja procurando a cura para algum problema ginecológico recorrente, preparando-se para uma gestação ou para a menopausa; que esteja em busca de uma nova relação com a sua sexualidade ou simplesmente está cansada de tantos métodos e tratamentos agressivos e sem resultados. O que preciso dizer a você é que a jornada que estamos iniciando juntas não necessariamente trará respostas prontas ou soluções rápidas.

Este é um caminho para o autoconhecimento cíclico. Demanda que você tenha disponibilidade para descobrir tudo aquilo que está oculto e criar espaço para que, com essas descobertas, reconheça as dores reais que precisam ser curadas. É preciso estar disposta a confiar no processo, você pode – e acredito que irá – se surpreender.

A dor nos convida a olhar para o amor. A doença, para a cura. A morte, para a vida. Aceitar o que quer que chegue e não possa ser mudado nos permite viver em comunhão com a beleza de existir.

Ao aceitar que somos cíclicas e que, assim como a Lua, as quatro fases do nosso ciclo menstrual carregam conhecimentos e ferramentas que permitem que nos entendamos melhor, desenvolvemos uma nova percepção da nossa fertilidade e estabelecemos uma nova relação de amor com o corpo. Ao permitir viver quem realmente somos, levamos mais leveza, autocuidado e realização para todas as áreas da nossa vida.

Meu desejo é que esta leitura traga consciência e clareza sobre o funcionamento do seu corpo e das suas emoções, e entregue em suas mãos o poder de decidir sobre si mesma. Com o método Ginecologia Emocional®, você terá autonomia para decifrar as origens emocionais e comportamentais de suas irregularidades menstruais e ginecológicas, além de desenvolver uma visão integrativa para compreender o que realmente seu corpo está lhe comunicando e de que sua alma e coração mais precisam.

A partir de agora, seguimos juntas!

A dor nos convida a olhar para o amor. A doença, para a cura. A morte, para a vida. Aceitar o que quer que chegue e não possa ser mudado nos permite viver em comunhão com a beleza de existir.

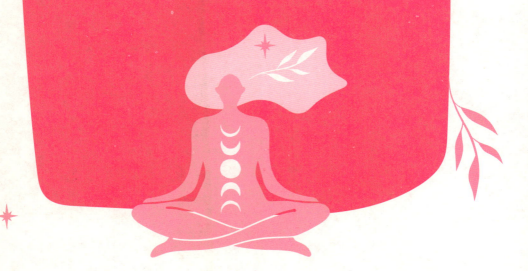

Capítulo 1

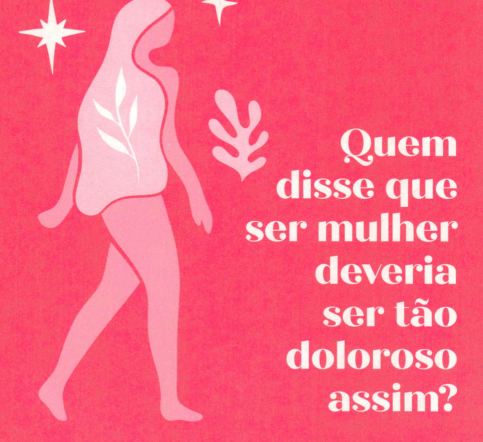

Quem disse que ser mulher deveria ser tão doloroso assim?

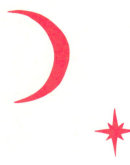

Uma mulher engravida. O bebê é do sexo feminino. A família vibra, mas logo vem a primeira piada de algum parente destinada ao pai, claro: "Ih, é menina. Você está ferrado!". Ela cresce mais um pouco, vira adolescente, e as coisas começam a ficar difíceis de verdade: acne, pelos e a temível menstruação. De repente, todo mundo começa a falar para ela ter cuidado. Vem então o medo do sexo, de engravidar. As cólicas, as alterações de humor e as dores de cabeça todos os meses são insuportáveis. Vira adulta, piora. Tem de trabalhar e cuidar da casa e da família, mesmo morrendo de dor. Remédios, novos médicos, tudo invade o seu corpo, e ela passa a viver sem tempo para cuidar de si mesma. Sexo vira obrigação e, às vezes, até motivo de briga. Resolve tomar um remédio que faz com que o sangramento mensal pare de vir. Chega! Pelo menos disso ela pode se livrar. Os anos passam, ela está chegando à menopausa. Sente-se menos atraente, a libido cai e mais uma onda de hormônios descontrolados surge. Mais remédios. Ela só quer parar de sentir as dores e os incômodos de ser mulher.

Não era para ser assim...

... e não precisa ser assim.

O texto anterior é uma pequena reflexão, mas também é o retrato da vida de muitas mulheres. Algumas passagens eu vivi e, provavelmente, você também. Desde o momento do seu nascimento, o corpo feminino já vem carregado de estigmas e pesos. A grande conclusão, quando somos apenas meninas, é que ser mulher não é fácil. E a nossa sociedade e o ritmo da vida moderna fazem com que, além de difícil, ser mulher seja muito doloroso e, por consequência, motivo de rejeição.

Conforme iniciamos a vida adulta, acumulamos uma série de funções e responsabilidades que aumentam muito a autocobrança, a ansiedade e o estresse no dia a dia. Estamos correndo contra o tempo de maneira ininterrupta, tentando atender a todas as expectativas e demandas com o máximo de eficiência para que a sensação de incompetência e fracasso passe bem longe de nós. Não queremos ser vistas como o "sexo frágil", como "dramáticas" ou "sensíveis demais", mas essa luta por se provar nos cobra um preço muito alto.

Entre guerreiras e mulheres-maravilhas, nos desdobramos a ponto da exaustão física e mental, tentamos "dar conta de tudo" e, mesmo que de maneira inconsciente, provar a todos – e a nós mesmas – que somos capazes de lidar com qualquer situação ou dificuldade e superá-la. Estamos todas completamente sobrecarregadas. Embora diversos estudos comprovem esse descompasso,[2] basta olhar para a nossa rotina e a de outras mulheres à nossa volta para entender que as dores são comuns. As histórias se repetem em cada uma de nós, as diferenças são apenas nuances do mesmo problema.

O resultado é o grande aumento de problemas de saúde físicos e emocionais apresentados por nós, mais da metade da população mundial. Depressão, síndrome do pânico e crises de ansiedade são alguns dos tantos problemas psicológicos que resultam em impactos físicos e emocionais que boa parte das mulheres têm vivido por conta de tanta pressão na vida pessoal e profissional.

Uma mulher ansiosa e que vive em estresse constante tem mais probabilidade de desenvolver irregularidades no ciclo menstrual, TPM mais fortes e problemas ginecológicos crônicos, como candidíase e corrimentos sem motivo aparente. Tudo isso porque o útero responde rapidamente aos impactos dessa maratona psicológica exaustiva.

Uma em cada cinco mulheres sofre com enxaqueca, uma predisposição cujos estudos mais recentes apontam ser causada por altos níveis de estrogênio em pessoas que menstruam e índices menores de

---

2   O estudo "Estatísticas de gênero: indicadores sociais das mulheres no Brasil", realizado em 2019 pelo Instituto Brasileiro de Geografia e Estatística (IBGE), constatou que as mulheres dedicavam quase o dobro de tempo ao cuidado de pessoas ou afazeres domésticos (21,4 horas semanais) quando comparadas aos homens (onze horas). Número que piorou durante a pandemia de covid-19, com o aumento de cuidados a familiares e de demandas de trabalho, além das dificuldades trazidas pela falta da rede de apoio devido ao distanciamento social para conter o avanço do vírus. Para saber mais, acesse: BERNARDES, A.; MOURA, J. Papéis sociais afetam saúde mental feminina durante a pandemia. **Correio Braziliense**, 2 ago. 2021. Disponível em: https://www.correiobraziliense.com.br/cidades-df/2021/08/4941185-papeis-sociais-afetam-saude-mental-feminina-durante-a-pandemia.html. Acesso em: 31 out. 2022.

NHE1, uma proteína responsável por levar o sódio e retirar hidrogênio de nossas células. Para você ter uma ideia do quanto a nossa sociedade está atrasada na compreensão dos órgãos e do funcionamento biológico do corpo feminino, nos séculos XIX e XX, a enxaqueca já foi considerada "distúrbio típico de mulheres pobres" ou de mulheres que, com uma capacidade mental julgada "inferior", tinham a mente sobrecarregada. Hoje, infelizmente, ainda há muito desconhecimento, e não é raro ouvir que enxaqueca seja sinônimo de mulher histérica ou uma "desculpa para não fazer sexo com o parceiro".[3]

Para mim, todo esse retrato é uma amostra de como o nosso corpo e as nossas dores são desrespeitados pela sociedade. Eu mesma já sofri com dores fortíssimas de cabeça, a ponto de precisar ficar fechada em um quarto escuro e, além de todo o desconforto, ainda me sentia culpada por perder um dia por causa da dor. Ficava preocupada com tudo o que não estava fazendo, o que só gerava mais estresse e, consequentemente, piorava o sintoma.

E falando sobre os efeitos negativos que dominam a vida de tantas mulheres, um estudo realizado no Hospital das Clínicas, em São Paulo, conduzido pela ginecologista dra. Rosa Maria Neme, concluiu que o estresse emocional e a ansiedade são alguns dos fatores de maior risco para o surgimento da endometriose, doença que causa cólicas terríveis e acomete 6 milhões de brasileiras, segundo a Organização Mundial da Saúde (OMS). Em média, a doença leva até sete anos para ser diagnosticada.[4] Para mim, esse é mais um dado que expõe como a dor do corpo feminino é negligenciada pela medicina moderna.

---

3   SHARKEY, L. Por que ainda não sabemos tudo o que gostaríamos sobre a enxaqueca. **BBC News Brasil**, 15 ago. 2018. Disponível em: https://www.bbc.com/portuguese/vert-fut-45105309. Acesso em: 27 nov. 2022.

4   STEVAUX, D. Estresse e ansiedade são fatores de risco para a endometriose. **Claudia**, 3 mar. 2017. Disponível em: https://claudia.abril.com.br/saude/estresse-e-ansiedade-sao-fatores-de-risco-para-a-endometriose/. Acesso em: 31 out. 2022.

Mais ansiosas e estressadas, nossa imunidade cai, o que é um gatilho para crises de herpes genital, HPV e candidíase; alterações no ciclo menstrual; tensões no útero que podem dificultar a concepção; miomas, dores crônicas e tantos outros desequilíbrios, incluindo perda da libido e problemas nos ovários.

O melhor amigo da mulher

Falar sobre o ciclo menstrual ainda é tabu. Há muita vergonha e falta de conversas sinceras sobre o assunto. Por isso, desde a primeira menstruação – sobretudo porque é quando quase todos esses problemas começam a surgir –, o nosso suporte vem do ginecologista. Embora atualmente esteja acontecendo um movimento muito bacana em muitos consultórios, para a maioria de nós as primeiras experiências com o médico vieram acompanhadas da prescrição de comprimidos: remédio para controlar a ansiedade, pílulas anticoncepcionais ou outros métodos agressivos para tentar controlar a expressão do nosso corpo, tirando do circuito a possibilidade do autoconhecimento e a correlação entre como vivemos e porque o sistema ginecológico reage de determinada maneira a certas circunstâncias.

E falando sobre a pílula anticoncepcional, ela é vista como o "tratamento" mais adequado para quase todos os "males" femininos. Algumas crenças existentes são:

- Se a mulher tem endometriose, deve tomar pílula ou usar DIU hormonal para não sentir dor, sob a promessa de tratar a doença;
- Se tem mioma, é a pílula que vai evitar seu crescimento;
- Se não menstrua ou tem ciclo irregular, a pílula regulariza tudo;
- Se o caso é SOP, só ela é tratamento – e para o resto da vida.

E mesmo quando conhecemos alternativas, principalmente quando ouvimos alguma amiga dizendo que parou de usar essa ou aquela medicação e nunca se sentiu tão bem, bate o medo:

- Medo de tomar uma decisão contrariando os médicos e colocar a própria saúde em risco;
- Medo de suspender a pílula e sentir dor por conta da endometriose ou das cólicas insuportáveis;
- Medo do mioma crescer e ser necessária uma cirurgia;
- Medo de ter muita acne, os cabelos caírem até não ter mais solução ou o ciclo não se regularizar;
- Medo de uma gravidez indesejada.

Quando uma autoridade, principalmente médica, diz que algo é o melhor para o nosso caso, o medo de ir contra essa dita "verdade" é legítimo e compreensível. E, entenda, não estou dizendo que você precisa parar de ir ao médico nem que deve interromper o uso de qualquer medicamento. Não é nada disso! Eu, inclusive, trabalho em parceria com ginecologistas, orientando sempre minhas alunas e pacientes a seguirem à risca o acompanhamento médico, porque é só com o apoio dos exames e dos especialistas que somos capazes de receber algum diagnóstico que se tornará ponto de partida de nossa investigação individual.

O ponto-chave que quero trazer é que não dá para o médico ser a única pessoa que sabe do que o nosso corpo precisa. Os medicamentos são importantes, e o acompanhamento médico, essencial. No entanto, isso não pode significar perda da autonomia sobre nosso corpo e necessidades. É preciso integrar uma visão que associe os aspectos emocionais e comportamentais aos diagnósticos, pois, assim, o leque de tratamentos e caminhos para a resolução dos problemas será mais amplo, assertivo e menos doloroso para todas nós.

Sem um olhar que reconheça a história única de cada mulher, as pílulas e demais medicamentos serão apenas tratamentos superficiais. Novos problemas ginecológicos poderão aparecer, e mais insegura a mulher ficará em relação ao próprio corpo.

Minha proposta é que a relação entre médico e paciente seja muito mais colaborativa, sincera e verdadeira. Ao ter uma relação íntima consigo, conhecer seu corpo e descobrir a origem emocional do problema que precisa ser tratado, a mulher poderá assumir um papel mais ativo para encontrar o que realmente vai curar aquela dor.

Não existe receita pronta para todas as mulheres, como sempre se fez parecer – sinceramente, adoraríamos se existisse, mas sabemos que não é o caso. E isso não significa excluir a opinião médica, ignorando a visão clínica e seus tratamentos. Significa saber reconhecer o que de fato pode ser bom para cada uma de nós, como podemos combinar o tratamento alopático com uma abordagem integrativa que leve em consideração toda a dimensão do nosso ser e da nossa história em determinado tratamento. Por isso, meu trabalho propõe fazer os ginecologistas criarem uma relação de parceria e confiança com as pacientes. Afinal, sem exames clínicos, não existem diagnósticos. Sem diagnósticos, não saberemos por onde começar a entender a origem emocional de cada sintoma.

Cada órgão e cada detalhe do caso clínico nos guia para responder questões como "por que meu útero está agindo assim?" ou "o que meus ovários me dizem com isso?", entende?

Temos em nosso corpo um mapa emocional e comportamental sempre pronto para nos mostrar o caminho para o qual devemos olhar e apontar o que está ocasionando nossos problemas de saúde – especialmente os ginecológicos. Ao entender isso, descobrimos a solução para muitas questões da vida.

Sem autoconhecimento, como viver o amor-próprio?

Quando não conhecemos ou não entendemos esse mapa interno, terceirizamos nossa saúde e arrastamos as nossas irregularidades por anos a fio – às vezes, até a menopausa. Esse é um típico comportamento que começa lá atrás, quando nos contaram que ter ciclo menstrual é doloroso, desagradável e, ainda por cima, motivo de vergonha!

Dessa cultura baseada em tabus, preconceito e constrangimento em relação ao nosso corpo, surgem algumas afirmações muito agressivas que carregamos por toda a nossa vida adulta:

Mulher sofre todo mês.

É um azar nascer mulher.

Mulheres aguentam as dores do mundo.

Mulheres são descontroladas.

Você está chata hoje. Está "naqueles dias"?

Afirmações com essas vão minando a nossa autoestima e o desejo de nos reconhecermos por completo. Afinal, tendemos a nos afastar de tudo aquilo que é difícil, chato, imprevisível, ruim, complicado... e iniciamos o fluxo intenso de pressões e obrigatoriedades que aprendemos a seguir para "provar" que temos valor, que não somos neuróticas, que somos tão capazes quanto os homens. Nos tornamos pessoas que querem sempre agradar a todos, mesmo à custa de valores importantes para nós.

É claro que sempre podem existir incumbências que não escolhemos e que não temos como deixar para trás. Criar os filhos, muitas vezes sozinhas, pagar as contas sem ajuda, cuidar da casa e de tudo o que envolve um lar e uma família são situações que quase nunca podemos deixar de lado. Porém, já vimos que quem não se cuida e não se prioriza acaba doente, exausta e sem energia.

Ao ter uma relação íntima consigo, conhecer seu corpo e descobrir a origem emocional do problema que precisa ser tratado, a mulher poderá assumir um papel mais ativo para encontrar o que realmente vai curar aquela dor.

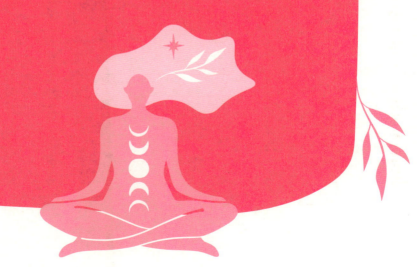

Eu acredito, e vejo diariamente nas mulheres que acompanho, que, tendo o ciclo menstrual como aliado, é possível encontrar o caminho do meio, o caminho para colocar harmonia e realização onde hoje você só enxerga caos.

O feminino é a força motriz da criação, da criatividade, do amor e da colaboração. Se essa fonte seca, tudo ao seu redor há de secar também. As relações não fluem, a sobrecarga só aumenta, você se sente invisibilizada para o mundo – e isso não é justo.

Para conseguir resolver essa bagunça toda que foi criada dentro de nós, precisamos primeiro entender como é que chegamos até aqui. Por isso, quero fazer um convite importante antes de seguirmos para o próximo capítulo. Gostaria que você refletisse sobre tudo o que ouviu sobre ser mulher desde criança. Anote todas as falas que vierem à sua mente. Não tenha pressa de fazer este exercício, pense em como as pessoas que criaram você falavam do corpo feminino, da menstruação e coloque tudo no papel.

Essa reflexão vai ajudar você a tomar consciência de todas as crenças que precisam ser quebradas e ressignificadas nesse início de reconexão com seu feminino.

Desde que eu era criança, ser mulher sempre foi...

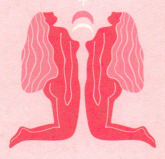

Quando a reconexão feminina acontece...

Foi durante a exibição da websérie *Somos Lua*, em 2021, que a dra. Tatiana Amaral, médica ginecologista que atua com diagnósticos por imagem no Rio de Janeiro, conheceu a Ginecologia Emocional®. Ela assistia aos capítulos e divulgava, em suas redes sociais, todas as descobertas que fazia a cada episódio. Eu logo identifiquei que ela era uma daquelas mulheres que chegam prontas para avançar em tudo o que explico.

A Tati chegou como uma mulher que buscava entender a própria história, e não como médica. Durante anos, tentou engravidar e não conseguiu. Mãe de uma filha adotiva já adulta, ela havia desistido de gerar um filho biológico, e teve diversos insights sobre o processo enquanto acompanhava a série que produzi. Só quem tentou ou está tentando engravidar sabe como é um momento doloroso e de muita ansiedade para a mulher – e, inúmeras vezes, frustrante.

Ao terminar de assistir à websérie, ela logo se inscreveu no workshop on-line da Ginecologia Emocional®. Estava fascinada por ter descoberto um novo olhar sobre tudo o que já conhecia pelo seu trabalho como ginecologista. Foi então que algo inesperado aconteceu... A Tati engravidou naturalmente aos 41 anos, durante o curso! Uma glória para quem não esperava por isso. Mas logo em seguida passou por um aborto espontâneo.

Lembro-me das palavras dela em um áudio no WhatsApp relatando tudo para mim, sobretudo da sua sabedoria e consciência ao dizer: "Eu pude comprovar que fui capaz de engravidar, sim! Isso finalmente aconteceu de maneira natural, e sei que veio como um

43

presente por eu resgatar meu feminino, minha história como mulher. O fato de ter passado por um aborto não foi mais importante do que essa resposta dada pelo meu útero: eu estou no caminho certo. Sou grata a Deus por me permitir engravidar e a esse filho que me permitiu senti-lo aqui, mesmo que por tão pouco tempo".

Esse tipo de percepção tão clara de si mesma e de sua história é o que transforma a perspectiva sobre uma perda. A dra. Tatiana Amaral cruzou um deserto inteiro para se reencontrar e se reconciliar com sua história e seu feminino e, ao avistar um oásis, vibrou. Ao vê-lo, compreendeu que a magia esteve presente, mesmo que por instantes, e ela soube ser amorosa e grata ao desfecho de tudo.

Quando temos consciência dos recados que nosso corpo nos traz, a dor se transforma em amor. E a Tati fez isso com muita humildade e maestria.

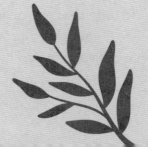

O feminino é
a força motriz
da criação,
da criatividade,
do amor e
da colaboração.

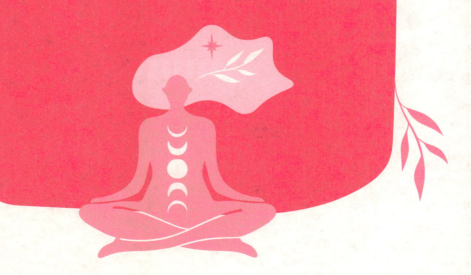

Capítulo 2

A mulher na história da humanidade: onde foi que tudo se perdeu?

Antigamente, lavávamos nossas roupas nos rios, conversando com outras mulheres. Quando entrávamos na Lua, entrávamos todas juntas e nos sentávamos na terra, doando nosso sangue sagrado e tecendo sonhos com outras mulheres. Quando tínhamos um filho no útero, ganhávamos a companhia constante de outras mulheres, compartilhando toda a arte de gerar e de dar à luz. Tecíamos, bordávamos, plantávamos, cantávamos; sempre juntas. Criávamos nossos filhos juntas. Entendíamos de ervas e compartilhávamos os segredos das medicinas da terra. Quando perdemos esses hábitos, nos isolamos e perdemos essa dose maravilhosa de ocitocina (hormônio do amor, fabricado também durante o parto) que fabricamos quando estamos entre mulheres. Começamos a achar normal toda essa individualidade. Começaram a nos rotular de fúteis, que gostamos de comprar, de cuidar da aparência, que falamos demais, que só falamos de homens. Esquecemos a arte de parir. Começamos a achar normal cortarem nosso útero para darmos à luz. Achamos normal, também, não devolver nosso sangue lunar para a terra a cada 28 dias e usar absorventes descartáveis para poluir nossa Mãe Terra. E como nos desconectamos da Lua e da Terra e do nosso ciclo lunar, começamos a achar normal tomar pílulas, bombas de hormônio, porque não conhecíamos mais nosso corpo para saber quando estávamos férteis. E então trocamos as sagradas medicinas da Mãe Terra por medicinas controladoras do nosso corpo. Mas algo estava gritando dentro de todas nós. Algo estava faltando. E por isso todas essas sementinhas adormecidas voltaram a brotar no mundo. Mulheres e mais mulheres voltaram a olhar para o céu, a pôr

a mão na terra, a sentir e honrar seu sangue, a querer parir em paz. Mulheres voltaram a querer estar com mulheres. Em volta do fogo. E em volta de seus próprios corações. E círculos de mulheres voltaram a acontecer no mundo todo. Bem-vindas, hermanas amadas, ao renascer do feminino! Endorfinai-vos e ocitocinai-vos. Amor e Gratidão!
Anna Sazanoff

Esse texto profundo, verdadeiro, e que tanto me encantou, é da Anna Sazanoff, uma das maiores referências em Ginecologia Natural da América Latina, e a responsável por abrir as portas para mim nesse assunto. Ela foi um presente na minha jornada. Quando li esse texto pela primeira vez, em 2013, na abertura de um evento que produzi para ela em Sorocaba, no interior de São Paulo, foi como se estivesse revivendo algo, uma memória guardada no meu DNA, talvez. Senti em suas palavras a verdade sobre como viviam nossas ancestrais, e me emocionei tanto que o guardei comigo nestes anos todos. Com muita sensibilidade, ela resume todo o percurso que conhecimentos antigos femininos seguiram, bem como a nossa relação com eles. E eu não poderia deixar essa mensagem tão importante faltar neste livro.

Quando pensamos na história da humanidade e damos atenção à figura feminina em outras sociedades que não a ocidental moderna, percebemos com clareza como a colonização da América e a violação representada pelos sistemas patriarcal e capitalista foram contundentes no modo de vida dos povos originários e nos afastaram dos rituais que marcam a nossa memória ancestral. Perdemos muito da passagem de conhecimento de mulher para mulher, entre uma geração e as seguintes. Estávamos sempre reunidas para ouvir e aprender com nossas mestras, sacerdotisas, curandeiras e, especialmente, com as *abuelas* andinas, sempre tão sábias.

Desde a vida da primeira humanoide com características biológicas femininas encontrada em Hadar, na Etiópia, e chamada de Lucy pelos britânicos – o nome etíope seria Dinkinesh, que significa "Tu és maravilhosa" na língua amárica –, até os dias de hoje, a sociedade trilhou um caminho que colocou a nossa natureza cíclica como algo negativo, algo que deveria ser abafado ao máximo.

Com a colonização, as mulheres indígenas, além de violentadas física e emocionalmente, foram vítimas também da imposição europeia dos papéis de gênero de uma realidade que não era a delas. Os conhecimentos provenientes dessas culturas se perderam ao longo do tempo graças ao apagamento histórico do saber dos povos originários, especialmente do saber das mulheres.

Muitos pesquisadores vêm trabalhando no resgate desse conhecimento e conseguiram mapear escassos registros que comprovam como as mulheres indígenas tinham um status muito diferente ao dado às mulheres na sociedade europeia. As mulheres indígenas não eram restritas apenas ao espaço doméstico, elas também desempenhavam papéis de autonomia e poder político.[5] Aqui no Brasil, por exemplo, relatos jesuítas falam sobre o respeito que indígenas de determinada população do Amazonas tinham em relação às mulheres mais velhas, que eram "tratadas como

---

5 JULIO, S. S. O recorte de gênero na História Indígena: contribuições e reflexões. **Anais do XVII Encontro de História da Anpuh-Rio**, Nova Iguaçu, 8-11 ago. 2016. Disponível em: http://www.encontro2016.rj.anpuh.org/resources/anais/42/1471228116_ARQUIVO_SuelenSiqueiraJulio.pdf. Acesso em: 18 nov. 2022.

'oráculos' ou 'evangelhos da sorte'".[6] Uma relação muito diferente do que a experimentada pelas mulheres europeias, e que se repete praticamente em todos os países colonizados por europeus.

E quando olhamos para outras culturas da antiguidade, como o do Antigo Egito, vemos com ainda mais clareza como, no passado, as mulheres e os homens partilhavam de uma relação muito mais igualitária do que a sustentada pelo sistema ocidental. Pesquisas de registros históricos da região de cerca de 3000 a.C. mostram como homens e mulheres detinham os mesmos direitos como cidadãos, como as mulheres egípcias tinham muito mais autonomia se comparadas com as mulheres gregas da época. Um exemplo é a própria visão do casamento, que dava às mulheres plenos direitos em caso de uma separação, questão que gera debate em algumas culturas até os dias de hoje. Joshua Mark, pesquisador e ex-professor de Filosofia no Marist College, em Nova York, comenta o papel das mulheres egípcias em posições de liderança e influência e conclui:[7]

> O respeito concedido à mulher é evidente em qualquer aspecto desta civilização, desde as crenças religiosas aos costumes sociais. Os deuses eram masculinos e femininos, tendo cada um o seu papel e a sua importância. [...]
> Embora as governantes femininas fossem uma minoria no Antigo Egito, as rainhas não o foram. As suas responsabilidades e atividades continuam por documentar ou, pelo menos, estão por traduzir, mas

6 CARVALHO JÚNIOR, A. D. **Índios cristãos**: a conversão dos gentios na Amazônia portuguesa (1653-1769). Tese (Doutorado em História) – Instituto de Filosofia e Ciências Humanas da Universidade Estadual de Campinas, Campinas, 2005. Disponível em: https://www.cpei. ifch.unicamp.br/biblioteca/indios-crist%C3%A3os-convers%C3%A3o-dos-gentios-na-amaz%C3%B4nia-portuguesa-1653-1769. Acesso em: 31 out. 2022.

7 MARK, J. J. Mulheres no Antigo Egipto. **World History Encyclopedia**, 4 nov. 2016. Disponível em: https://www.worldhistory.org/trans/pt/2-623/mulheres-no-antigo-egipto/. Acesso em: 31 out. 2022.

No passado, as mulheres e os homens partilhavam de uma relação muito mais igualitária do que a sustentada pelo sistema ocidental.

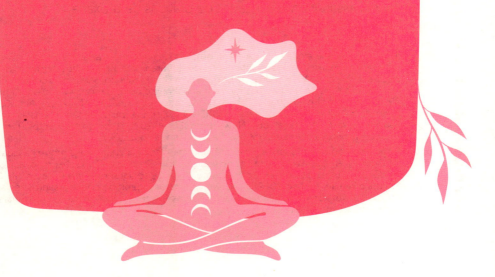

não há dúvida – baseando-nos na informação de que se encontra disponível –, tais mulheres exerceram uma influência considerável nos maridos, nos tribunais e no país. [...]

A igualdade e o respeito pela mulher permaneceram até à Dinastia Ptolemaica (323-30 a.C.), a última que governou o Egito antes do domínio romano. Cleópatra VII (c.69-30 a.C.), a última rainha egípcia, está entre os personagens mais emblemáticos da liberdade e igualdade de gênero, governando o país muito melhor que aqueles que a precederam e que os que tentaram governar a seu lado. O estatuto da mulher entra em declínio com o advento do Cristianismo no Egito no século IV d.C., dada a crença de que Eva, enquanto mulher, introduziu o pecado no mundo. Assim sendo, legitimamente o poder deveria ser conferido aos homens, quem daria mais confiança ao sistema. [...]

Acelerando o tempo, quando chegamos às civilizações ditas "avançadas", vemos que as mulheres foram restritas aos afazeres domésticos, e apenas aquelas de famílias mais ricas tinham acesso à alfabetização. Na época da inquisição, na Idade Média, tivemos o período de caça às bruxas, uma perseguição que durou centenas de anos, entre os séculos XV e XVIII, e teve seu "fim" com a ascensão do Iluminismo – entre aspas porque, ainda recentemente, acompanhamos relatos de mulheres assassinadas acusadas de práticas de bruxaria.[8,9]

8   A ONU relata que ainda hoje existem comunidades em que a acusação de bruxaria é sentença de morte. Em um levantamento, descobriram que, nos últimos dez anos, mais de 22 mil vítimas foram acusadas de bruxaria ao redor do mundo. Segundo o documento, na Tanzânia mais de mil pessoas morrem anualmente por esse motivo. Na Índia, entre 2000 e 2016, foram registrados 2,5 mil assassinatos por suspeita de bruxaria – em 2020, foram 120. Para saber mais, acesse: MORENO, J. Por que mulheres são mortas até hoje sob acusação de "bruxaria". **BBC News Brasil**, 17 set. 2021. Disponível em: https://www.bbc.com/portuguese/geral-58560697. Acesso em: 31 out. 2022.

9   E não precisamos ir tão longe. Em 2014, uma mulher foi linchada até a morte na cidade do Guarujá, em São Paulo, acusada de praticar rituais de magia. Para saber mais, acesse: ROSSI, M. Mulher espancada após boatos em rede social morre em Guarujá, SP. **G1 Santos e região**, 5 maio 2014. Disponível em: https://g1.globo.com/sp/santos-regiao/noticia/2014/05/mulher-espancada-apos-boatos-em-rede-social-morre-em-guaruja-sp.html. Acesso em: 31 out. 2022.

Na Idade Média, entre os principais indícios de que uma mulher era mesmo uma bruxa estavam:

- Fazer feitiços e magias, agindo contra a vontade de Deus e as leis cristãs;
- Estar constantemente reunida com outras mulheres sem a presença de um homem;
- Possuir personalidade forte, ser teimosa ou impulsiva;
- Ter previsões do futuro ou fazer premonições.

Traduzindo tudo isso para a linguagem real do que acontecia, nada mais era do que:

- Saber manipular ervas e plantas para tratamentos de enfermidades;
- Manter tradições ancestrais através de círculos de mulheres, reforçando laços de irmandade e sororidade;
- Ser quem era sem se submeter ao patriarcado;
- Ter a intuição extremamente aguçada – consequência do autoconhecimento cíclico e da influência lunar.

Rosângela Angelin, pesquisadora em Ciências Jurídicas na Universidade de Osnabrück, na Alemanha, em um artigo intitulado "A 'caça às bruxas': uma interpretação feminista", diz que:[10]

> Existem registros de que, em algumas regiões da Europa, a bruxaria era compreendida como uma revolta de camponeses conduzida pelas mulheres. [...] Configurava-se a clara intenção da classe dominante em conter um avanço da atuação dessas mulheres e em

---

10 ANGELIN, R. A "caça às bruxas": uma interpretação feminista. **Catarinas**, 31 out. 2016. Disponível em: https://catarinas.info/a-caca-as-bruxas-uma-interpretacao-feminista/. Acesso em: 31 out. 2022.

acabar com seu poder na sociedade, a tal ponto que se utilizava meios de simplesmente exterminá-las.

Apresento todos esses dados e fatos históricos para mostrar que a nossa desconexão com o feminino e com nossas potencialidades não aconteceu por acaso nem de repente. Estamos resgatando conhecimentos ancestrais para nos apoderarmos do nosso autoconhecimento cíclico, saber que ele foi tirado de nós.

As sábias, as mulheres que foram perseguidas, aquelas que decifravam os sonhos, acessavam todo o poder dos seus ciclos e compreendiam a influência que a Lua exerce em seu corpo, humor e também nas plantações, marés e clima. Isso era fundamental para que seus centros energéticos uterinos fluíssem como precisavam e, assim, percebessem a intuição com muito mais evidência, sem nada que as bloqueasse.

Nesse movimento de reconexão feminina que estamos vivendo, uma das ferramentas que temos à nossa disposição é o conhecimento das nossas energias essenciais. Na medicina chinesa, essas energias são simbolizadas pelo yin-yang e estão presentes em homens e mulheres, em intensidades diferentes, e são opostas e complementares:

- Energia yin: é a energia feminina, e está associada à criatividade, à sensibilidade, à força de realizar;
- Energia yang: é a energia masculina, representa a racionalidade, a rigidez, a força de materializar.

Eu sou uma mulher que sempre teve a energia yang mais predominante, então a minha busca pessoal se relacionou ao resgate da minha energia yin: reconhecer o meu lado feminino e honrá-lo. Quero reforçar que não há problema algum em ser uma mulher mais yang, se você também se percebe assim, mais voltada à razão, à mente, ao materializar. Todos precisamos disso. Isso só se torna difícil e pode complicar as relações quando estamos inconscientes dessa característica e, sem perceber, assumimos comportamentos mais agressivos, duros e competitivos, que prejudicam o fluir de nossa vida.

Eu passei por todos esses comportamentos no passado. Hoje, mais consciente, quando percebo que eles querem dominar, paro, medito, avalio minha vida e rotina para entender por que me desconectei do meu centro, do meu feminino. E você poderá fazer o mesmo por si daqui em diante.

Um conflito entre o masculino e o feminino

Muitas vezes, para nos adaptarmos, nós, mulheres, tendemos a nos masculinizar. Ou seja, tentamos abafar a nossa energia yin. Porém, quando decidimos por esse encontro com o Sagrado Feminino que nos habita, começamos a entender como as duas energias – yin e yang – são essenciais. A liberação do feminino não acontece sem a participação complementar do masculino. E isso começa dentro de nós.

Já falamos que os problemas ginecológicos estão atrelados a padrões comportamentais e emocionais. Isso acontece porque o nosso útero guarda os registros de todas as dores ligadas ao nosso feminino, sejam traumas, situações abusivas ou opressoras.

A mulher, quando está muito conectada consigo, começa a se perceber melhor, e essa autopercepção mostra que muitas vezes o problema nasce de situações que ela está vivendo ou de como ela aprendeu a se relacionar com o feminino e masculino em sua história de vida.

Por isso, quero lhe propor um exercício de auto-observação, não para procurar culpados, mas para começar a perceber fatores emocionais relacionados às questões ginecológicas que a afligem hoje. Faça as seguintes perguntas a si mesma:

- 🦋 **Estava acontecendo algo impactante na minha vida pouco antes de o problema surgir?**
- 🦋 **Como estava minha rotina e meu emocional nesse período?**
- 🦋 **Como estavam os meus relacionamentos (família, trabalho, amor etc.)?**

As respostas normalmente aparecem conectadas aos nossos relacionamentos, pois nos relacionamos o tempo todo, em diferentes setores da vida. E nossos conflitos ficam mais evidentes através deles.

Menarca: um rito de passagem

O ser mulher se constrói coletivamente. Aprendemos com as mulheres à nossa volta sobre nossas relações com o trabalho, o corpo e a sexualidade. Observamos nossa mãe, nossas cuidadoras, avós... e, a partir da experiência partilhada com elas, construímos nosso olhar sobre como devem ser nossos relacionamentos nos seus mais diversos contextos.

Muito do que vivemos com nosso ciclo e até nossa relação com o feminino e o masculino pode ficar claro quando fazemos uma retrospectiva e voltamos à menarca, nossa primeira menstruação. Na visão ancestral, a menarca marca a transição do arquétipo de menina para o arquétipo de mulher.

Geralmente, mulheres que, em algum ponto da vida, odiaram menstruar, não aceitaram a menstruação todo mês ou viveram

Na visão ancestral, a menarca marca a transição do arquétipo de menina para o arquétipo de mulher.

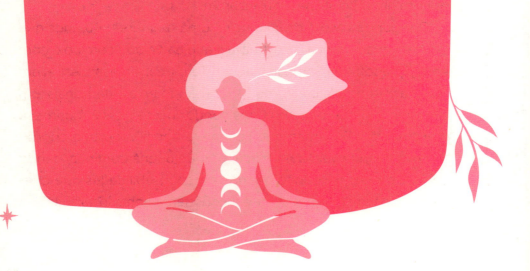

algum constrangimento nesse rito de passagem feminino encontram muitas respostas sobre suas irregularidades no ciclo ao pensar em como foi ou como se sentiram na menarca.

Quero compartilhar com você histórias de três alunas que passaram pelo processo da Ginecologia Emocional® e que retratam isso.

A Estela, uma mulher linda de 34 anos, apareceu em um dos meus workshops. Ela relatava que não tinha um ciclo regular desde a menarca, com apenas 9 anos. Seu relato era de uma menina que, na ocasião, nem fazia ideia do que estava acontecendo!

A mãe se apavorou e achou um absurdo ser tão cedo, e Estela ficou se sentindo um E.T. – claro! Imagine uma criança vivendo isso tudo dessa forma... Ela precisou fazer um intenso trabalho interno para ressignificar a própria relação com a menstruação para que seu ciclo se normalizasse. Entre os 9 anos, quando sua primeira menstruação chegou, até seus 34, quando nos encontramos, a vida dela foi um período de ciclos irregulares e, nos últimos anos, quase ausência absoluta de menstruação. Só vez ou outra ela menstruava.

Mesmo após o workshop, o trabalho continuou. Ela aprendeu a se conectar com a influência lunar, a conversar com o corpo e a ressignificar essa passagem. Alguns meses depois, os ciclos foram se normalizando até se regularizarem.

O segundo caso é da Lucimeire, uma mulher de 40 anos que também quase nunca menstruava e que participou comigo e com Anna Sazanoff, em Sorocaba, de um Temazcal, ritual ancestral em que realizamos um banho de vapor usando ervas medicinais. Em um dado momento, a Anna nos conduziu a regressar à primeira menstruação. Foi então que Lucimeire nos contou que chorou de raiva quando veio a menarca, porque queria continuar sendo criança e brincando, não queria as responsabilidades que chegam ao se tornar mulher. A ideia inconscientemente instalada foi: *A menstruação acabou com tudo!* Ela permaneceu anos sem menstruar por uma resistência em fazer as pazes com a menstruação e quebrar essa dor do passado.

O terceiro caso é o oposto aos anteriores e aconteceu em um workshop que realizei em São Paulo. A mulher menstruou aos 9 anos também, acontecimento que sabemos ser raro, abaixo da média etária, mas... a mãe era uma anciã, conhecedora da ancestralidade feminina e de seus ritos de passagem, e recebeu o momento como um presente, deixando a filha segura, fazendo-a sentir-se linda, poderosa e sábia. Conclusão: ela trabalha desde sempre auxiliando mulheres a também se reconectarem com o próprio corpo e os ciclos porque tem muito conhecimento a oferecer, herdado da própria mãe. O nome dela é Mônica Porto, que se tornou uma grande amiga e parceira de trabalho.

Eu já contei a você que, por muito tempo, minha relação com o feminino foi de total indiferença. A minha menarca aconteceu no dia em que o Ayrton Senna sofreu o acidente e faleceu: 1º de maio de 1994. Era um domingo, todos estavam muito tristes com a morte de um ídolo nacional e, por isso, achei que não cabia sequer compartilhar o que havia me acontecido. Não era tão importante assim. Eu só contei à minha tia, com quem eu morava, no dia seguinte, muito discretamente, e pedi um absorvente. Ela me deu, e foi só isso.

Agora, reflita sobre a sua experiência: **você consegue se lembrar de como foi a sua primeira menstruação? Faça uma pausa e tente lembrar, é importante para você entender como esse momento influenciou a sua maneira de lidar com a menstruação e saúde a partir daí.**

Quando temos objeções com nossa própria menstruação é natural que, sem perceber, abordemos esse assunto de maneira negativa com outras mulheres à nossa volta, inclusive com nossas filhas. Falas como: "Ih, já menstruou?! Agora vai ver como é difícil ser mulher", "já se prepara para a TPM" e "espero que você não tenha cólicas", escapam naturalmente, quase sem nos darmos conta de que estamos colocando impressões desfavoráveis nessas jovens mulheres, mesmo sem nenhuma intenção de prejudicá-las. Criamos rótulos sobre menstruação que perpetuam crenças negativas para a próxima geração.

Essas crenças, seguidas do uso de pílulas anticoncepcionais e todo tipo de contracepção que leva hormônios, criam um bloqueio para compreendermos o real significado dos nossos ciclos e das potencialidades guardadas neles. Depois que parei de tomar pílula, comecei a notar que, no período pré-menstrual, minha percepção e intuição ficam muito mais fortes – e eu pude entender a dimensão do papel das velhas sábias.

Aliás, você consegue reconhecer quando sua intuição lhe dá direções?

Muitas vezes temos dúvidas sobre como identificá-la, mas não duvide: nossa intuição existe, isso não é uma crença popular, um misticismo nem balela. E quanto mais autoconhecimento emocional e cíclico você tiver, quanto mais você entender sobre suas fases e as fases da Lua agindo em você, mais estará em contato com o centro energético que rege sua intuição.

Mesmo que você já não tenha mais um útero ou já tenha vivido a menopausa, o centro energético uterino permanece, e precisa estar vivo, ativo. É preciso saber como acessá-lo e se conectar, pois ele funciona praticamente como um centro dos poderes femininos!

Ao entender do que se trata esse instrumento, e ao saber trabalhar em conexão com ele, é possível desenvolver:

🦋 **Visão clara sobre o que desencadeia suas irregularidades ginecológicas e como você pode resolvê-las;**

- Capacidade de identificar rapidamente relacionamentos de que você não precisa e atrair os que você merece;
- Sua força, determinação e autoconfiança;
- Amor único, verdadeiro e inexplicável por si mesma;
- Autoestima, uma transformação completa da sua visão sobre si mesma;
- Firme autoconhecimento emocional para lhe trazer equilíbrio;
- Energia sexual, ligada também a outras realizações materiais;
- Percepção de quais padrões de comportamento estão ocasionando problemas crônicos e outros desconfortos que sente na TPM, durante o ciclo menstrual e a menopausa;
- Criatividade, dons e talentos, fazendo com que você e sua vida fluam com amor através da arte.

Se você ainda menstrua, essa compreensão mais profunda servirá também como indicação de como será sua menopausa, leve ou difícil. E se for difícil, acessar esse conhecimento permitirá já começar a mudar isso.

Além de toda a força da intuição, temos em nosso sistema ginecológico o símbolo maior da nossa criatividade, dons, talentos e criação: os ovários. E não é para menos, já que eles têm papel fundamental na geração de uma das mais divinas criações: o ser humano, por meio do óvulo, a sua matéria-prima – e aqui não estou excluindo a suma necessidade e importância da matéria-prima masculina, ok? Sem o homem nada será fecundado, não há como gerarmos vida em nosso útero.

A criatividade estar relacionada aos nossos ovários é altamente simbólica e vem de conhecimentos muito antigos e ancestrais femininos, guardados por mulheres descendentes das mais antigas culturas do planeta. Segundo esses conhecimentos, cada parte do aparelho reprodutor feminino simboliza e corresponde aos comportamentos, emoções e características especialmente femininas.

Avaliando a forte relação entre ovários e a capacidade de criar, e ouvindo milhares de mulheres nos últimos anos, percebi que faz muito sentido que os problemas desencadeados nos ovários, como cistos, teratomas, microcistos, tumores e ausência de ovulação na idade considerada fértil, geralmente têm respostas em um grande bloqueio da criatividade feminina. De fato, mulheres que deixaram de fazer o que amavam (ou que nunca tiveram a oportunidade de fazer) – seja na vida pessoal ou profissional, ou têm histórias que impediram seus dons e talentos de fluírem, ou desenvolveram problemas e desequilíbrios nos ovários.

Eu mesma estive nesse grupo. Com tanto trabalho, racionalidade e necessidade de autoafirmação, meus ovários responderam com um cisto hemorrágico no ovário direito no final de 2021 que retornou em meados de 2022. A reversão do quadro se deu com terapia, muito autoconhecimento emocional e cíclico e uma grande mudança no meu ritmo de trabalho, que estava intenso e exaustivo. O corpo cobra, não disse?

Todo ser humano precisa deixar fluir seu poder de criação. A criatividade tem algo de divino e, por isso mesmo, necessitamos dela se manifestando em nós diariamente. Saber identificar o que nos impede de realizar o que nos dá prazer é a chave para nossos canais de criação.

Entenda que a capacidade de curar a vida está em nossas mãos. Quando curamos a alma, nosso corpo funciona de modo perfeito, sem bloqueios nem outros problemas que apareceram exatamente para nos mostrar que algo precisa ser visto. Está tudo interligado.

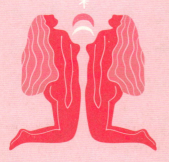

Quando a reconexão feminina acontece...

A Flavia Carrilho participou de uma das primeiras turmas do workshop on-line da Ginecologia Emocional® que ministrei e, ao que tudo indicava, não tinha nenhum problema ginecológico, nada urgente a ser tratado ou resolvido. Na época, com 28 anos, Flavia era personal trainer em Petrópolis (RJ) e procurou o curso para conhecer melhor seus ciclos. Ela estava em busca de autoconhecimento e reconexão feminina, um chamado inconsciente.

No entanto, o seu processo pessoal foi tão intenso que, hoje, ela tem um trabalho maravilhoso, todo voltado para o ciclo menstrual. Desde que se aprofundou no tema, a personal que só queria "entender melhor o próprio corpo" — e aqui são palavras dela! —, mudou seu trabalho e fundou o @mulheresmaisleves, perfil do Instagram que ensina mulheres a fazerem as pazes com a menstruação e a viverem seus ciclos com mais leveza.

Flavia vive no Canadá já há alguns anos, atendendo pacientes e oferecendo cursos nos quais agrega todo o seu conhecimento biológico e fisiológico que a Educação Física lhe proporcionou ao método Ginecologia Emocional®. Ela é também uma das alunas que integra um grupo importante entre as milhares de mulheres que participam dos meus cursos: o daquelas que vivem sua reconexão de maneira profunda e incluem esse aprendizado nos conhecimentos que repassam às suas pacientes e alunas, seja qual for a sua profissão.

"Uma andorinha só não faz verão." A Flavia tem voado comigo nesse verão da cura feminina desde 2017 e, assim como ela, muitas outras têm voado e ainda voarão. No entanto, é importante lembrar que só podemos levar alguém até aonde chegamos. Flavia sabe que chegou a um ponto em que já estaria apta a criar o próprio caminho, conduzindo outras mulheres para o mesmo encontro transformador. Mesmo em percursos diferentes, vamos na mesma direção, em uma relação profunda de parceria e cumplicidade.

Temos em nosso sistema ginecológico o símbolo maior da nossa criatividade, dons, talentos e criação: os ovários.

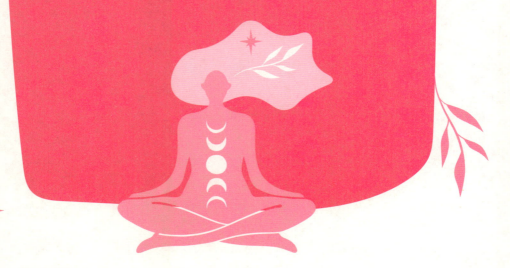

Capítulo 3

A natureza é cíclica — o seu corpo e psique, também

Durante a minha busca por outro tratamento que não fosse a pílula anticoncepcional para a síndrome de ovários policísticos, me deparei com uma série de conhecimentos que me possibilitaram uma nova visão sobre absolutamente tudo ligado ao meu corpo feminino.

No capítulo anterior, falamos da desconexão histórica com nosso corpo e como perdemos muito do conhecimento sobre as potencialidades femininas por causa de intervenções externas. Conforme a sociedade ocidental evoluiu e aderiu à visão racional como resposta para tudo, nós, mulheres, fomos destituídas de nosso próprio poder. Ao tentar sobreviver nesta sociedade que ainda não dá ao gênero feminino seu devido respeito, tivemos de nos adaptar e nos impor, lutar para ocupar espaços a que nunca deveríamos ter perdido acesso.

O resultado desse sistema machista ao qual estamos submetidas há gerações é a falta de autoconhecimento cíclico, a ignorância de como essa ferramenta poderosa pode nos dar mais autonomia, respostas e controle sobre nossa vida e incentivar a plenitude.

Reconhecer que somos cíclicas e aprender a transformar esse conhecimento em mudanças práticas e verdadeiras tem o poder de mudar a nossa vida. No entanto, essa não é uma jornada linear que você percorre na velocidade cada vez mais alucinante que a modernidade impõe. Precisamos desacelerar, aprender a respeitar o tempo do nosso corpo e, sobretudo, entender que o autoconhecimento cíclico é uma ferramenta poderosíssima e única na vida de cada mulher.

O que vou apresentar para você neste e nos próximos capítulos deverá ser visto como guia, um fio condutor para que cada uma acesse o conhecimento que tem sobre a própria história e o próprio corpo. E já estou lhe dizendo isso porque muitas pessoas que me procuram nas redes sociais ou nos encontros que promovo esperam respostas prontas sobre as origens emocionais de seus problemas ginecológicos. Não é assim. O meu trabalho e o conhecimento que compartilho entregam em suas mãos o guia para uma jornada de descobertas revolucionárias e curas, mas as respostas quem encontrará é você mesma.

Só você conhece a sua história, o que viveu, sofreu, sentiu. Só você conhece a fundo quais foram os momentos em que cada irregularidade ou desconforto apareceram. Contudo, este livro vai ajudar você a olhar para seu corpo, ciclos e ritos de passagem femininos a partir de uma nova perspectiva, ensinando-a a compreender como cada acontecimento ficou marcado em seu corpo e o que pode ser feito para você dar os próximos passos em direção à cura que está buscando. Esta é uma reconexão com o seu feminino adormecido.

Quando comecei a buscar tratamentos alternativos para tratar a minha SOP, percebi que só podemos saber o tipo de tratamento de que precisamos quando descobrimos a raiz do problema, não só os sintomas. E, para isso, não é possível desassociar a relação do nosso corpo físico com o campo emocional. Diversos estudos já comprovaram essa relação intrínseca entre corpo e mente, mas duas linhas de pesquisa recentes chamam bastante atenção porque vão ao encontro do que conversamos aqui.

A primeira delas é chamada de *impure somatic*, ou, em tradução livre, somática impura. Ela foi apresentada pelos pesquisadores Albert Newen e Luca Barlassina da Universidade de Bochum, na Alemanha.[11] A dupla demonstrou que as nossas emoções não são apenas reflexos, mas resultado de um processo que integra a percepção do nosso estado corporal. Por exemplo, coração acelerado e tensão somados a um objeto intencional, como uma situação em que nos sentimos desconfortáveis. É a soma da situação à resposta do nosso corpo que nos faz reconhecer o sentimento de medo.

Essa relação serve tanto para coisas reais como para medos inconscientes. Mesmo que saibamos que não existem, ainda nos dão medo. Ao investigar o momento em que nossas irregularidades ginecológicas apareceram e ligá-las ao que estávamos vivendo e sentindo (percepção corporal e objetos/situações que experenciávamos) na época, encontramos pistas importantes para a essência do que desencadeia nossos bloqueios e incômodos.

A segunda teoria que destaco é da professora e diretora de pesquisa do centro de medicina integrativa da Universidade do Arizona, Esther Sternberg. Ela começou sua investigação depois de ver um paciente que tratava epilepsia desenvolver uma doença psicossomática que causava cicatrizes extremamente dolorosas em

---

11 NEWEN, A.; BARLASSINA, L. The role of bodily perception in emotion: in defense of an impure somatic theory. **Philosophy and Phenomenological Research**, v. 89, n. 3, pp. 637-78, nov. 2014. Disponível em: https://onlinelibrary.wiley.com/doi/10.1111/phpr.12041. Acesso em: 1º nov. 2022.

seu corpo. Dedicou boa parte da carreira a entender como as emoções reprimidas desencadeiam quadros alérgicos e inflamatórios, e também como o ambiente interfere no tratamento dos pacientes. Ela diz que mais do que "ver a psique como a fonte das doenças, estamos descobrindo que embora os sentimentos não causem ou curem as doenças diretamente, o mecanismo biológico por trás deles pode causar ou contribuir para nossas enfermidades".[12] Em uma entrevista, ela afirmou:

> Há muitos fatores que influenciam as emoções e que estão além do que acontece dentro do cérebro. Isso inclui o ambiente, as relações pessoais, o que você ouve, cheira, sente ou toca. Tudo isso pode desencadear emoções que podem ser prejudiciais e atrapalhar um processo de cura.[13]

Nosso corpo fala o tempo todo. Avisa quando algo não está bem na nossa vida, no nosso coração e na nossa alma; sempre tenta nos mostrar o que não está nos fazendo bem. Cabe a nós reaprender a escutá-lo.

As civilizações mais antigas do planeta sabiam disso, e as mulheres não só ouviam os pedidos do próprio corpo como eram consultadas sobre grandes decisões a serem tomadas, já que eram parte ativa da comunidade. Minha proposta é mostrar a você como a conexão com o nosso corpo, útero, ciclos – e também com a Lua – nos coloca em contato direto com a intuição mais potente que podemos desenvolver.

[12] STERNBERG, E. M. **The balance within**: the science connecting health and emotions. Nova York: WH Freeman, 2001.

[13] MINOZZO, P. "Regular as emoções ajuda na prevenção e na cura", diz pesquisadora americana. **GZH Vida**, 22 jan. 2016. Disponível em: https://gauchazh.clicrbs.com.br/saude/vida/noticia/2016/01/regular-as-emocoes-ajuda-na-prevencao-e-na-cura-diz-pesquisadora-americana-4957930.html. Acesso em: 3 nov. 2022.

**Nosso corpo
fala o tempo todo.
[...] Cabe a nós
reaprender
a escutá-lo.**

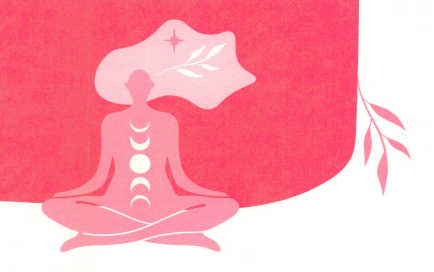

Quem ouve o próprio corpo sabe a cura das dores da alma. A mulher que entende essa linguagem se conecta à sua natureza interna, feminina, e à natureza externa, de Gaia. Esse processo supera os aspectos racionais. Estamos falando de alcançar um outro estado de sensibilidade, uma abertura para aquilo que sentimos, mas muitas vezes não sabemos explicar. Tudo isso tem muito do conhecimento, da razão e, sobretudo, da harmonia direta com o plano espiritual.

A Ginecologia Emocional®

A virada para que eu entendesse mais sobre minhas questões pessoais, questões essas que possivelmente deram início ao meu quadro de SOP, aconteceu a partir do meu encontro com a Ginecologia Natural (GN). Em 2012, conheci a Anna Sazanoff, uma das maiores referências na América Latina nesse conhecimento e a quem citei no capítulo anterior.

Eu sempre digo que quando estamos prontas e abertas para algo que temos buscado em nossa vida, as ferramentas e pessoas certas para essa realização se aproximam. Assim como este livro chegou em suas mãos para auxiliar em qualquer que seja a sua busca e a conectou a mim, a Anna chegou na minha vida como alguém que tinha ouvido o meu chamado.

Na época, eu ainda atuava somente como palestrante motivacional, e fui convidada a participar do programa *Provocações*, apresentado pelo saudoso Antônio Abujamra (1932-2015), na TV Cultura. A Anna, que nunca assiste à televisão, assistiu à minha entrevista, me procurou nas redes sociais e fez contato, me convidando para participar de um dos encontros do círculo mensal de mulheres e que era organizado por ela, em Curitiba. Ela ficou tocada com a entrevista, com a história de uma mulher amputada que parecia tão livre e despida de preconceitos, e viu que seria importante levar minha fala às mulheres que tanto sofriam com os padrões de beleza impostos pela sociedade. E foi ali, através de mensagens trocadas no mundo virtual, que nasceu um laço fortíssimo entre nós.

Ao olhar as redes sociais da Anna, me encantei com aquela mulher que parecia índia e russa ao mesmo tempo. Uma visão exótica e encantadora que apresentava as Medicinas da Mãe Terra a serviço da cura feminina.

A GN é um conhecimento muito antigo, guardado e difundido especialmente por *abuelas* andinas que resgatam saberes ancestrais sobre a nossa relação com as luas, as medicinas naturais do nosso planeta e os ritos de passagem femininos, abordando a conexão dos nossos ciclos com a natureza. É um conhecimento que tem as ervas e as plantas medicinais como caminho para tratar as irregularidades ginecológicas.

A partir desse laço com a Anna e de tudo o que ela me apresentou sobre a GN, senti a necessidade de criar um trabalho que fosse mais focado em desenvolver o autoconhecimento cíclico. Eu achava importante aprender a fazer a leitura que mostra como os nossos campos emocional e comportamental afetam o sistema ginecológico. Nessa caminhada, eu descobri que todo o aparelho reprodutor feminino é um canal poderoso para entendermos de que nosso corpo, alma e psique precisam – o que me trouxe muito mais respostas do que tudo o que haviam me dito ao longo de tantos anos sofrendo com minhas irregularidades.

A Ginecologia Emocional® (GE) nasceu, então, a partir da associação da GN aos conhecimentos ancestrais femininos e ao autoconhecimento cíclico. Nessa visão focada no aparelho reprodutor feminino, entendemos a vagina como o portal sagrado de conexão do nosso universo íntimo feminino com o mundo externo. Portal que leva ao nosso centro energético, o útero, principal receptor das dores, emoções e histórias com o feminino. É importante reiterar que mesmo mulheres que precisaram retirar o útero possuem esse centro energético. Independentemente de o órgão estar presente fisicamente ou não no corpo, elas podem se conectar com ele e sentir todas as influências lunares, sobre as quais falaremos mais adiante.

Para a GE, se as origens de nossas doenças e irregularidades ginecológicas estão no campo emocional, é através desse mesmo campo que encontraremos o caminho para que os tratamentos necessários sejam bem-sucedidos.

Autoconhecimento cíclico consiste em perceber como o seu organismo e a sua psique funcionam em cada fase do seu ciclo menstrual. Existem características que serão abordadas de maneira generalizada e pelas quais todas as mulheres que menstruam passarão devido às mudanças hormonais, mas existem comportamentos e características únicos para cada mulher, momentos muito particulares porque dizem respeito a quem somos, ao nosso estilo de vida e ao modo como nos relacionamos com o corpo, conosco, com as pessoas ao redor e com a alimentação.

Quando temos consciência do que está acontecendo conosco, emocional e fisicamente, ficamos aptas a notar que tudo o que vivemos impacta todos os aspectos da vida, sobretudo nosso ciclo menstrual.

Associando conhecimentos e toda a sabedoria da GN ao meu trabalho, pude colaborar com milhares de mulheres que apresentavam não apenas casos semelhantes ao meu, mas as mais diversas questões ginecológicas, em variados níveis de gravidade. Mulheres que despertaram o amor-próprio, a autoestima, a autoconfiança e viram essa mudança refletir nos seus relacionamentos e em toda a sua vida.

Quanto mais me conheço, mais compreendo minhas emoções. Quanto mais compreendo minhas emoções, mais entendo os sinais que meu corpo me dá sobre minha história, vida e o que preciso curar em mim.

Eu quero que você una as informações e ferramentas que vou oferecer a tudo aquilo que só você sabe sobre si mesma e sobre a sua história para, assim, experimentar um nível profundo de autoconhecimento. Somente chegando ao fundo é que podemos emergir aliviadas, enfim curadas.

Esse é um processo que requer disponibilidade, paciência e sabedoria. Embora a transformação completa não aconteça do dia para a noite, é um movimento de evolução constante, que avança devagar, mas a todo instante. O meu pedido a você é que confie no fluir desse percurso. Ao retomar a sua autonomia, você libera uma grande energia sexual acumulada e reconhece pouco a pouco o que é reconectar-se com seu Sagrado Feminino.

Quando não estamos conscientes e conectadas com as potências uterinas, perdemos parte da nossa criatividade, autoamor e força de realização. Adoecemos sem saber o porquê. Sofremos e nos envolvemos em relacionamentos de abuso sem querer ou perceber – afinal, nos tiraram nosso autoconhecimento cíclico há milênios e à força. Mas essa semente não morreu. Vamos, aos poucos, plantando-a novamente.

Agora é hora de colher a mudança. É preciso assumir as rédeas do nosso corpo e reconhecer nossos ciclos. O poder feminino que temos ainda dorme na maioria de nós e, por isso, nos próximos capítulos vamos reativá-lo a partir dos principais fundamentos da Ginecologia Emocional®:

- A construção de uma relação positiva e de autoaceitação com o próprio corpo;
- A compreensão da influência lunar nos nossos ciclos e na nossa psique e como usá-la a favor das nossas necessidades e realizações;
- O significado da TPM e como podemos viver esse período dos ciclos com mais leveza;
- Aprender o papel do útero, dos ovários e da vagina, compreendendo os significados das irregularidades e das doenças que nos acometem;
- O fortalecimento do amor-próprio, da autoestima e da autoconfiança para curarmos nossas dores emocionais do passado e, a partir disso, ter vínculos mais saudáveis conosco e com todas as demais dimensões de relacionamentos.

Vamos trabalhar os campos emocional, energético, morfogenético e espiritual para compreender mais a fundo do que nosso corpo realmente precisa e o que ele está nos comunicando. Quero convidá-la a tomar consciência de todo conhecimento cíclico que a integralidade do seu corpo tem a oferecer.

Esse novo passo exigirá que você se abra e reconheça todas as cicatrizes – especialmente as mais profundas e dolorosas – que fizeram parte da sua história de vida. O seu passado, a maneira como você aprendeu a se relacionar com o seu ciclo menstrual e a tão esperada redescoberta dos sinais do seu corpo serão guias nessa busca por uma reconexão verdadeira e profunda com o seu feminino.

É assim que eu, você e todas as mulheres que retomam esses conhecimentos ancestrais e se reconectam com o feminino, juntas e unidas, colaboramos com a cura feminina individual e coletiva.

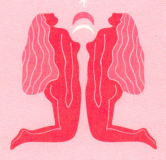

Quando a reconexão feminina acontece...

Ela já tinha deixado a pílula há algum tempo e estava à procura de uma profunda reconexão com o seu feminino. Ao longo da vida, passou por algumas cirurgias no útero e teve muitas questões com o período menstrual. Queria entender a razão de tudo isso para resolver de maneira definitiva a questão. Como coach de saúde e bem-estar na Angola, país onde nasceu e vive, Alexandra Sousa (no Instagram @alexandra_wellnesscoach) já tinha entendido quanto o estilo de vida – sobretudo alimentar – poderia impactar o corpo, mas ainda desconhecia as ferramentas disponíveis para conhecer seu ciclo e, consequentemente, viver sua reconexão feminina de maneira integral.

Como uma aluna que quer aprender por si e para si, ela estava sempre em contato, trocando experiências, e se surpreendeu com tamanha clareza na explicação de como o útero absorve nossas emoções. Esse processo permitiu que ela ressignificasse dores que mal estavam registradas no seu corpo, em sua história, mas que seguiam gravadas em seu íntimo.

Alexandra concluiu o curso muitíssimo agradecida e transformada pessoal e profissionalmente. Seu envolvimento com o método foi tão forte que ela desenvolveu uma espécie de planner exclusivo para mapear o ciclo e oferecer às suas mentorandas, pois incluiu esses conhecimentos em todo o seu trabalho.

Graças à Alexandra, temos hoje uma grande precursora da Ginecologia Emocional® do outro lado do atlântico, colaborando com outras mulheres angolanas. E ela integra o grupo de profissionais que hoje atuam na minha mentoria para quem quer se libertar dos hormônios contraceptivos, orientando as necessidades nutricionais para auxiliar no detox de medicamentos.

Quando uma mulher se cura, ela cura muitas outras que a cercam. A sua realização se torna colaborar na realização de outras. É assim que deve ser. A roda gira e fluímos juntas, com sororidade.

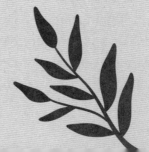

Quando uma mulher se cura, ela cura muitas outras que a cercam.

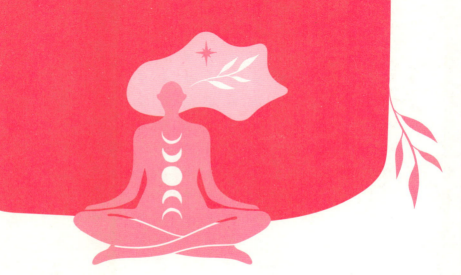

Capítulo 4

De frente para o espelho: o que você sente quando encara o seu reflexo nu?

Talvez o título deste capítulo tenha lhe causado um pequeno desconforto. Mas é a partir desse tipo de reação que conseguimos avaliar como anda a relação com nosso corpo. É em momentos como esse que a necessidade de se curar fica explícita.

É comum vermos o corpo apenas como um instrumento de beleza, sedução e atração. Quando olhamos para a nossa imagem refletida no espelho, costumam ser esses os aspectos que focamos. Isso tem muito mais a ver com expectativas e aprovações de terceiros do que com nossos padrões e desejos. Na maioria das vezes, o que vemos não corresponde ao ideal de beleza que nos foi imposto e, por isso, a imagem refletida raramente nos satisfaz esteticamente ou, mesmo que satisfaça, nossa postura é de quem sempre investiga o que pode ser "melhorado".

Não dá para ignorar o fato de que ainda vivemos em uma sociedade que impõe padrões de beleza inalcançáveis e tem, nas mulheres, o principal alvo para estimular consumo e intervenções abusivas. Uma violência à qual estamos tão acostumadas que já normalizamos, e o assunto sempre está presente em nossas conversas do dia a dia.

Isso é tanto verdade que, ainda em 2021, uma pesquisa desenvolvida pela MindMiners, intitulada "O futuro da beleza" e realizada com quase 3 mil pessoas, trouxe dados que reforçam o impacto da pressão estética na sociedade, especialmente na metade feminina.[14]

Enquanto 72% dos homens disseram que não fariam nenhum procedimento estético em si mesmos, a mesma pergunta foi feita para as mulheres, e apenas 48% delas não fariam. 30% delas também disseram que a relação com o corpo piorou depois da pandemia de covid-19 (o dobro quando comparado ao número de homens) e, como visão geral, 62% dos entrevistados acreditam que a maioria das mulheres que conhecem não está satisfeita com o próprio corpo, versus 35% dos homens.

Ou seja, associar a relação do corpo feminino a um corpo que sempre precisa ser "melhorado" é comum em nossa sociedade. A pressão estética é algo que as mulheres sentem e é percebida também pelos outros.

É fato que quanto mais insatisfeitas estamos, mais alimentamos uma indústria machista e patriarcal que não respeita nossas características únicas, que não respeita o nosso próprio meio. Afinal, quem detém o poder de comunicação em massa, seja com anúncios na televisão ou posts nas redes sociais, são grandes corporações que determinam o que é belo. Na busca por lucro, seus escritórios e peças publicitárias se omitem, muitas vezes, de demandas urgentes de representação e representatividade. Está claro que falta diversidade.

---

14 TRANJAN, J. Os desafios da beleza real. **MindMiners**, 21 jul. 2021. Disponível em: https://mindminers.com/blog/os-desafios-da-beleza-real/. Acesso em: 3 nov. 2022.

Embora nos últimos anos tenha crescido o movimento *body positive*,[15] que trata da aceitação dos corpos reais, distante dos estereótipos reforçados pela mídia, abraçando toda a diversidade de gênero, raça e forma que torna cada pessoa única, a mudança mais significativa começa de dentro para fora.

Todas as questões de autoestima estão diretamente ligadas à não aceitação da própria imagem. Somos bombardeadas, desde a infância, por referências padronizadas e irreais. Mais recentemente, também sofremos o impacto negativo – e por vezes doentio – das redes sociais e, por isso, acostumamo-nos a rejeitar nossa aparência física natural, a não valorizar nossos traços e características pessoais (e ancestrais) enquanto entramos em uma corrida desenfreada para atingir o inalcançável.

E aqui tocamos em duas grandes feridas que precisam ser percebidas para que enfim sejam cuidadas enquanto avançamos no processo de consciência feminina:

🦋 **A comparação com outros corpos que sempre nos coloca em um patamar de inferioridade ou de fragilidade;**
🦋 **A distorção da própria imagem.**

Enquanto a essência da energia feminina é de colaboração e sororidade, ou seja, relações de não julgamento, empatia e união, o jogo da beleza padrão faz com que disputemos umas com as outras de tal maneira que, ao nos reconhecermos menos bonita do que outra mulher, sentimos que nosso valor diminui e acreditamos, portanto, que podemos ser substituídas a qualquer momento.

---

15 O movimento *body positive* é um compromisso coletivo que propõe libertar homens e mulheres dos padrões estéticos impostos por uma cultura machista e capitalista que alimenta a insatisfação e demanda que sempre estejamos comprando ou investindo em algo para nos "encaixar" nos novos padrões, que são cada vez mais irrealistas. Muito mais do que uma tendência, o movimento quer trazer uma mudança de paradigma.

A nossa autoestima cada vez mais frágil e, em muitos casos, a fixação por comentários negativos sobre algum traço do nosso corpo fazem com que tenhamos uma visão distorcida da nossa própria imagem. Passamos a nos ver com esse filtro de julgamento e opressão e, com essa realidade, como é possível nos olhar nuas, de frente para o espelho, e nos sentirmos felizes, amadas e gratas por sermos exatamente como somos?

O início

O despertar do poder da mulher e a reconexão com a energia feminina começa pelo corpo. Antes de entender o ciclo, como por exemplo saber como as luas nos influenciam e a origem emocional da irregularidade menstrual, é preciso trabalhar a aceitação do próprio corpo. Perceber o quanto nosso corpo é sábio, divino, inteligente e age com um objetivo maravilhoso: nos manter bem e saudáveis.

Não precisamos avisá-lo que é hora de evacuar, por exemplo. Muito pelo contrário, o intestino dá seus sinais, nos avisa, e seguimos sua direção. Quando comemos algo que não faz bem ao nosso organismo, o estômago, ou mesmo o fígado, trabalha para resolver o problema. Nossos pulmões filtram o elemento essencial para nosso movimento: o oxigênio. O organismo é uma teia interconectada em que toda a comunicação e a troca de nutrientes acontecem de maneira autônoma. Tudo funciona (ou deveria funcionar) em perfeita harmonia, sem precisarmos intervir. Nosso corpo dá os sinais e atendemos às suas necessidades sem questionar.

Por muitos e muitos anos, estive desconectada do meu corpo e de toda essa sabedoria. Como ele faz tudo praticamente sozinho, eu não percebia essa grande conexão como a percebo hoje. Nunca me considerei uma buscadora da aparência perfeita e, mesmo assim, fiz uma cirurgia plástica para "corrigir" as orelhas de abano na adolescência (como se houvesse algo a ser corrigido, algo errado em mim).

Durante muito tempo, eu brigava com o efeito sanfona e, por ser descendente de portugueses, um dos traços que mais me incomodava eram os braços grandes que, nos períodos de sobrepeso, se sobressaíam ainda mais (às vezes até brinco que quando perdi o braço direito, também perdi metade do problema). Passei então a consumir remédios para emagrecer, que só faziam muito mal à minha saúde e ao meu estado psicológico.

Nesses períodos de engorda-emagrece, vivia o que acontece com muitas mulheres: a minha ansiedade ditava como seria minha relação com a comida. Eram dois extremos: ou comia demais, em busca do prazer; ou meu estômago rejeitava a comida, nada mais descia, e eu perdia totalmente o apetite.

Depois do acidente, fui de uma pessoa que tinha certas preocupações com a aparência para uma relação bem mais distante disso. Eu só me arrumava quando precisava me apresentar em alguma palestra. Em qualquer outra situação, não via sentido em me arrumar tanto como antes. Já não me preocupava tanto porque a importância de ter e viver em um corpo funcional tomou outra dimensão.

É claro que meu acidente e estar em um corpo que falta um pedaço mexeu comigo, trouxe certa insegurança, me fazendo questionar sobre como seriam os meus relacionamentos amorosos daquele momento em diante. Minha mente ainda estava na crença de que o amor deveria começar pela visão e atração física apenas. Logo, minha aparência já não seria tão atraente. Sem um dos braços, eu estaria absolutamente fora do padrão considerado "belo" e sofreria por isso.

O acidente foi, para mim, um convite para que eu recobrasse minha **consciência corporal**.

Consciência corporal é a percepção integral do próprio corpo, reconhecendo e identificando seus processos e movimentos tanto internos quanto aquelas reações em resposta a fatores externos. Algo que a maioria de nós não possui, simplesmente porque não fomos ensinadas a desenvolvê-la. Nossos pais, com a melhor das intenções, contribuíram para essa distorção de imagem.

Muitas vezes, para sermos aceitas, elogiadas, ou até mesmo nos sentirmos amadas, podem ter existido condições do tipo "comer tudo pra crescer e ficar forte", "ser uma menina bonita e não fazer tal coisa", "mostrar que é uma criança inteligente e não fazer isso"... falas e ideais de comportamento que ficam registrados em nós e nos fazem acreditar que precisamos ser dóceis e agir sempre em busca da aprovação dos outros.

Essa ideia está tão entranhada em nós normalmente que só passamos a dar atenção ao nosso corpo e à importância de ouvi-lo quando surgem dores, doenças ou irregularidades.

A mudança na minha relação com meu corpo se deu depois de muitas reflexões e de perguntas que fiz a mim mesma para entender de onde vinham certas atitudes destrutivas que já existiam antes do acidente e permaneciam mesmo depois. *Por que só cuidava de mim quando algo me preocupava?*, comecei a me questionar. Nesse momento, quero convidar você a se fazer essas mesmas perguntas:

- Para que o seu corpo serve?
- Qual é a história do seu corpo?
- Como você se relaciona com seu corpo?
- Você gosta do seu corpo?

> 🦋 Como eu observo e conheço cada pedacinho do meu corpo?
>
> 🦋 Como me sinto confortável tendo prazer comigo mesma, acariciando e estimulando meu corpo?

Eu gostaria muito que você se fizesse essas perguntas em um momento tranquilo – e que anotasse as respostas. Elas serão um guia para você perceber o quanto precisa se conectar com seu corpo e o que precisa transformar na sua visão de si mesma.

Para mim, o corpo não tinha significado. Era só a minha representação nesse plano. Mas entendi que ele é muito mais que isso. É só a partir dele que eu experimento a vida. Não percebia que esse era o meu veículo de despertar, o portal de sensações e, principalmente, o termômetro de como está o meu campo emocional.

Portanto o meu, o seu e qualquer outro corpo, independentemente da forma estética, carrega em si a divindade. E merece nossa gratidão.

Doenças, dores e desconfortos são apenas formas que ele usa para chamar sua atenção, ou melhor, para que você se concentre em si mesma. O que você talvez nunca tenha pensado é que, por ser um grande portal de sensações, além de lhe oferecer experiências sensitivas e sensoriais, todo o seu sistema biológico, seu interior, responde ao que você sente e vive.

Em outras palavras: seu corpo sente o que você sente. Ele ama, sofre, chora e odeia com você. Pense nisto: se seu corpo sente o mesmo que você, com quais sentimentos essa relação tem sido nutrida? Conhece aquela frase popular "mente sã, corpo são"? É esse o significado.

O que lhe impede de se amar e se aceitar? Quais padrões e crenças ainda a acorrentam?

Nada começa no corpo. Tudo o que ele manifesta começa no campo emocional. Sejam desconfortos, dores ou insegurança, saiba que há sempre uma raiz emocional.

As pessoas que possuem forte consciência corporal têm sabedoria para entender os rumos que a vida está levando. São capazes de perceber situações que as incomodam emocionalmente e tentam resolvê-las antes de virarem uma questão que se manifestará em desconforto físico. Pode ser em forma de uma simples enxaqueca. Quando temos consciência corporal, sabemos que tomar um analgésico trará alívio para a dor, mas para curá-la definitivamente é necessário identificar a situação emocional que a desencadeou e, assim, lidar com ela de outra maneira. Para uma dor mais leve, precisamos gerar menos contradições dentro de nós, principalmente evitar aquelas que nos fazem negligenciar os tão necessários alimentação e descanso.

Veja quem você realmente é

Quando mudamos nosso olhar e começamos a entender que o corpo é um instrumento que possibilita a nossa existência neste mundo – ele é o portal pelo qual experimentamos a vida –, começamos a olhar para ele como algo sagrado, divino e nos tornamos mais abertas a nos aceitar.

À medida que avançava na minha reabilitação após o acidente, essa consciência surgia. Aprender a fazer tudo com apenas um braço me obrigou a colocar minha criatividade e meu corpo todo em um estado maravilhoso de colaboração. Abrir uma garrafa de plástico, por exemplo, requer ajuda dos pés e grande disposição da coluna, inclusive. **A reabilitação me fez enxergar como o corpo é incrível, potente e capaz de se readaptar!**

Paralelamente ao desenvolvimento dessa consciência corporal, observei como meu corpo reagia e se recuperava de tantos traumas, feridas e infecções tão depressa. Rápido a ponto de os médicos se surpreenderem com tamanha capacidade de regeneração.

Lembro-me do rosto surpreso do neurologista que operou minha coluna e crânio ao me examinar na cama do hospital e dar-se conta de que aquele quadro todo, inicialmente tão desastroso e delicado, teria alta hospitalar apenas onze dias depois do ocorrido (a previsão inicial era de, pelo menos, trinta dias hospitalizada).

Sem dúvida nenhuma, e de forma totalmente inconsciente, ali começava meu trabalho de observação e pesquisa sobre como a mente e o campo emocional comandam a nossa saúde física; o nosso sistema biológico. Eu e todos os especialistas que cuidaram de mim atribuímos essa recuperação tão rápida ao papel que meu otimismo, aceitação e foco na criatividade tiveram nesse processo tão desafiador.

Consequentemente, a força e a vontade de vencer as dificuldades da nova realidade funcional transbordavam por mim; na realidade, eram maiores que eu. Nesse processo, descobri a verdadeira beleza que me habitava. O medo de como me olhariam, e de que talvez me rejeitariam, por conta da deficiência tão aparente passou muito depressa após sucessivos olhares de admiração e respeito que comecei a receber. As pessoas passaram a se relacionar comigo com mais cuidado, zelo e uma enorme admiração pela minha força.

Entende por que você precisa se olhar no espelho e ver quem realmente é? Sem filtros, sem críticas. **Ser bonita é estar livre de estereótipos e ter consciência de que a beleza é única.** Bonito é olhar no espelho e honrar a forma física que temos. Bonito é reconhecer que seu corpo é perfeito justamente por todas as características únicas que fazem parte da sua identidade.

Eu sei que essa não é uma mudança simples e que não acontece do dia para noite, e é por isso que quero propor um exercício diário para você fazer sempre que estiver cuidando do seu corpo. Um ótimo momento diário costuma ser logo depois do banho.

Olhe para si mesma no espelho, todos os dias, e repita o seguinte mantra:

(Seu nome), você é perfeita como é.
Você é linda, você é perfeita. Você é uma mulher.
A partir do momento em que você se ama, também transmite amor, e as pessoas vão amá-la da maneira que você merece: com respeito, acolhimento e sinceridade.
Você está pronta para mostrar ao mundo quem você é.
Você merece se sentir confortável em todos os espaços e ambientes em que estiver.
Seu corpo é digno do seu amor. Você tem as respostas para as mensagens que seu corpo traz.
Você é linda, porque é única. Você é perfeita do jeitinho que é.

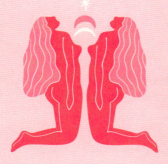

Quando a reconexão feminina acontece...

Algumas de nós podem ter sofrido bullying na infância justamente por não se encaixar nesse tal ideal de beleza por ter nascido com algum desequilíbrio genético, fato que nos torna únicas. E ainda que seja cada vez mais fácil alterar algo visível em nossa aparência, esse "não se encaixar no padrão" marcou a história da educadora infantil Paula Correia.

Eu tive o privilégio de entrar em contato com ela e com sua história em um círculo de mulheres que realizei com uma das turmas do meu workshop on-line. Ali, entre mulheres, acolhida em um ambiente seguro e sem julgamentos, ela relatou com maestria — e como observadora de si — tudo o que ouviu, viveu e sofreu, desde a infância até a adolescência, por conta de um desequilíbrio genético chamado fibromatose (ou tumor dermoide, o mesmo que pode surgir nos ovários e é chamado, nesse caso, de teratoma).

No caso da Paula, ele surgiu perto de um dos globos oculares, causando uma assimetria entre os olhos — assimetria pequena, na minha opinião e das demais presentes naquele dia. Porém, para a Paula e tudo o que ela vivenciou, sempre pareceu enorme, claro. O preconceito era alimentado dentro do próprio círculo familiar, o que a fez crescer rejeitando ao máximo sua aparência.

Paula relatou no workshop que não sofria com problemas menstruais, não tinha quadros ginecológicos a serem resolvidos. Mas buscava o grupo por si mesma, pelo seu feminino, para fazer as pazes com seu corpo, história e vida. Fiquei complemente encantada com tamanha consciência que essa mulher trazia em seu relato, e meu coração explodiu quando a ouvi concluir: "Passei uma vida buscando meu amor-próprio, não tinha autoestima e me sentia excluída. Nunca imaginei que olhar para minha menstruação dessa forma que você ensinou me traria tudo isso e me levaria a uma vida nova como nunca pensei viver. Muito obrigada, Kareemi".

A Paula vive há anos em Toronto, no Canadá, e é uma daquelas mulheres que não permite que eu desista do meu trabalho quando a síndrome de impostora ganha e me sinto uma formiguinha remando contra a maré nesse sistema tão doloroso. Me enche os olhos saber quem ela foi e poder acompanhar quem ela se tornou desde 2017, quando nos conhecemos. Ela tem se especializado em nutrição holística (um grande despertar que também acompanho) e seu amor-próprio a tornou maior do que seu passado, assim como a compaixão a fez olhar com gratidão para sua família e todos que a excluíram de alguma maneira. Quando renascemos e nos reencontramos, honramos nossa forma física e quem somos; renascemos do amor, com amor e para o amor.

Paula é amor e me contagiou com sua capacidade de transformação e autoaceitação.

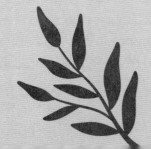

Nosso corpo
é sábio, divino,
inteligente e age
com um objetivo
maravilhoso: nos
manter bem
e saudáveis.

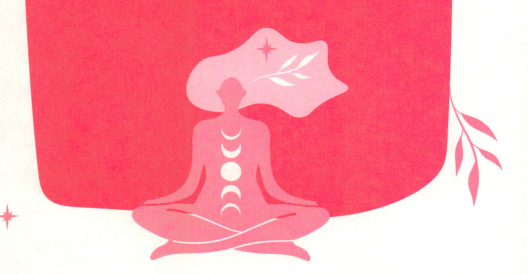

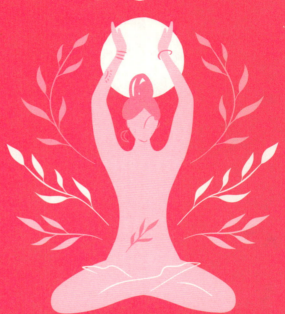

Capítulo 5

O ciclo menstrual e a influência lunar no corpo e na mente da mulher

Ao descobrir que sou Lua, aprendi a aproveitar o melhor e o mais difícil de lidar em mim em cada uma das minhas quatro fases do ciclo com amorosidade e sabedoria.

Quando estamos conectadas ao nosso corpo e nos dispomos a transformar essa relação tão única, uma nova dimensão de autoconhecimento e autocuidado se abre para cada uma de nós. Agora, vamos nos aprofundar nas características de cada fase do ciclo menstrual e resgatar a sabedoria que a conexão com o ciclo lunar, cuja energia potencializa cada uma de nossas fases, nos oferece.

Durante a minha adolescência e juventude, quando ouvia alguém dizer "mulheres são como a Lua", pensava nisso como uma conotação negativa, pejorativa. A pessoa que fazia essa comparação trazia em sua fala a ideia de que "mulheres são 'de fases', mudam de opinião toda hora, têm humor variável, cada dia estão de um jeito". Quando entendi a força do autoconhecimento, entendi que sim, mulheres são como a Lua, e essa relação, ao contrário daqueles comentários, é cíclica, bela e muito poderosa!

Como já expliquei anteriormente, quando falamos em ciclo menstrual, não nos referimos apenas ao período menstrual, quando as mulheres estão sangrando, mas a todo o período que contempla desde o início da menstruação até o último dia que antecede o próximo ciclo. Em geral, um ciclo menstrual completo pode variar entre vinte e quatro e trinta dias – mas existem muitas variações, muitas mesmo!

Independentemente de qual seja a duração média do seu ciclo, ao longo de cada um deles seu sistema ginecológico passará por quatro fases específicas: menstrual, pré-ovulatória, ovulatória e pré-menstrual. Vamos entender melhor cada um desses estágios ao longo deste capítulo.

O autoconhecimento cíclico é o início de toda a compreensão sobre as potencialidades femininas que podemos acessar através dessas quatro fases. Entender como a Lua nos influencia, descobrir as mulheres que somos em cada fase do ciclo menstrual e tudo o que a TPM e a menstruação nos revelam a respeito de nossas emoções e comportamentos é o principal meio para essa grande reconexão à qual me refiro.

Eu vejo que o ciclo menstrual é o verdadeiro oráculo das pessoas que possuem sistema reprodutor feminino. Por meio dele, podemos não apenas aprender a ter autonomia em relação à nossa fertilidade e contracepção como também usá-lo a favor de toda a nossa organização profissional e, principalmente, pessoal.

Quando você conhece seu ciclo e as quatro versões de si mesma ao longo dele pode programar melhor sua agenda. Reuniões, atividades, viagens... organizar tudo em sua vida de acordo com cada grupo de características e comportamentos que você tem a cada fase. Assim, passa a agir de acordo com o momento em que sua energia pessoal está mais alinhada ao que precisa para tudo fluir com leveza.

A influência lunar é um conhecimento milenar

Quando eu era criança e a minha tia Edna, que me criou, me levava à cabeleireira, ela sempre perguntava: "Dalva, em que Lua nós estamos?". Se queríamos que o cabelo crescesse rápido, o ideal era cortá-lo na Lua Crescente. Se o objetivo era ter mais volume, a Lua Cheia era escolhida. Uma mudança radical? Melhor então fazer na Lua Nova.

Minha tia, assim como meu avô e minha bisavó materna, que era parteira, tinham a Lua como referência sobre o que fazer, quando fazer e o melhor momento para fazer. Graças a um conhecimento que foi passado de geração em geração. Talvez não soubessem explicar os motivos, mas sabiam que a Lua era uma aliada nessas decisões.

Pode ser que você também se lembre de momentos durante a infância em que alguém se referiu à Lua como guia antes de agendar alguma coisa importante ou realizar algo. Muito provavelmente, porém, com o tempo esse costume se perdeu. Embora a influência lunar, especialmente no corpo feminino, faça parte da história da humanidade; a modernidade, a falta de contato com a natureza e o ritmo acelerado em que vivemos nos afastou desse conhecimento fundamental.

A conexão entre a Lua e as mulheres já foi tão forte que os ciclos femininos e lunares chegavam a sincronizar – proposição sugerida por um estudo alemão publicado em 2021 depois de acompanhar 22 mulheres por longos períodos, uma delas por 32 anos. Entre as hipóteses para que essa sincronia tenha se perdido, encontramos justamente o nosso distanciamento da vida natural e o fato de estarmos hoje sob constante luz artificial. Os autores desse estudo também destacaram que seus "principais resultados são consistentes com os resultados de estudos anteriores sobre ciclos menstruais, humor e ciclo do sono, que revelaram que os humanos são sensíveis ao ciclo de luminância da Lua e até sincronizam com ele".[16]

Evidências históricas apontam que, no passado, muito antes de Cristo, as mulheres em idade fértil viviam seus ciclos juntas, menstruando na Lua Nova. Além disso, elas também tinham a prática de se recolher e passar o período reunidas. Patty Smith, da aldeia Leech Lake dos Ojibwe de Minnesota, povo indígena da América do Norte, em uma entrevista sobre o resgate das suas tradições ancestrais na atualidade, disse:

> As mulheres têm grande poder durante as luas. À medida que sangram, estão se livrando da experiência acumulada e do estresse de ser mulher. Algumas dessas experiências são dolorosas ou podem conter energia negativa, por isso devemos ter cuidado para não interromper esse processo. [...] Nossas luas (menstruações) são um momento de limpeza e renovação. Reconhecer esse ciclo nos ajuda a manter o corpo e a mente saudáveis e lembra a comunidade do nosso significado como mulheres [...]. Esse é um momento para nos honrarmos e passarmos tempo com nossas filhas e outras mulheres, um momento para transmitir ensinamentos e palavras de apoio.[17]

Sabemos, hoje, que mulheres que convivem acabam por menstruar juntas também, e isso se deve aos nossos feromônios. Juntas,

---

16 HELFRICH-FÖRSTER, C. *et al.* Women temporarily synchronize their menstrual cycles with the luminance and gravimetric cycles of the moon. **Science Advances**, n. 5, v. 7, jan. 2021. Disponível em: https://www.ncbi.nlm.nih.gov/pmc/articles/PMC7840133/. Acesso em: 8 nov. 2022. *(Tradução minha.)*

17 PEMBER, M. A. "Honoring our monthly moons": some menstruation rituals give indigenous women hope. **Rewire News Group**, 20 fev. 2019. Disponível em: https://rewirenewsgroup.com/2019/02/20/monthly-moons-menstruation-rituals-indigenous-women/. Acesso em: 8 nov. 2022. *(Tradução minha.)*

exalamos esse hormônio que se conecta com as demais mulheres e cria tal sincronia. O autoconhecimento cíclico é o que nos permite descobrir como tudo funciona para nos apropriarmos dessa sabedoria ancestral.

Embora a ciência ainda não consiga explicar a nossa relação com a Lua, sabemos que esse satélite poderoso influencia os mares e, por muitos e muitos séculos, guiou a agricultura, então podemos imaginar sua influência sobre nosso corpo – afinal, somos 70% água.

Para a Ginecologia Emocional®, tudo começa pelo ciclo. É algo que vivenciamos todos os dias da nossa vida fértil. Quando a fase fértil passa, esse autoconhecimento feminino se encerra apenas na esfera biológica, mas segue com a mulher em sua psique e alma, dispensando a necessidade de sangrar. A mulher segue influenciada pelas fases lunares e percebe nitidamente que essa sabedoria já está em si, dispensando a necessidade de possuir os ciclos menstruais.

Aprender a reconhecer nossas fases é enfim descobrir quem somos. Não se trata apenas de perceber quando ovulamos ou se nosso ciclo é regular. A simbologia das quatro fases está presente em toda a natureza, e esse é um convite para compreendermos a nossa própria conexão com ela.

Se a Mãe Terra possui quatro estações: verão, outono, inverno e primavera; temos quatro elementos essenciais na natureza: terra, água, ar e fogo; e a Lua tem quatro fases: Nova, Crescente, Cheia e Minguante; não é de se espantar que as mulheres são quatro forças diferentes durante um ciclo menstrual completo.

Quando nos percebemos Lua, reconhecemos nossa vulnerabilidade feminina absolutamente conectada à natureza externa, de Gaia. Percebemos, inclusive, que nossos pensamentos e sentimentos são influenciados pelas fases do satélite que rege a energia do planeta em cada instante, intimamente aliada à fase em que nos encontramos em nosso ciclo.

A Mulher, a Lua e suas fases

Você é quatro mulheres diferentes – com características próprias – em cada uma das fases do ciclo. Conhecer cada versão e a influência da Lua sobre você traz autoconhecimento, poder pessoal e direciona suas atitudes e decisões com mais autoconfiança e assertividade!

Antes de entrarmos no campo da nossa relação com a Lua, é preciso dizer que aqui vamos nos referir a duas luas: a nossa Lua Interna (fases do ciclo menstrual) e a Lua do Céu (fases do satélite terrestre). Durante o ciclo menstrual das mulheres, a Lua Interna e a Lua do Céu podem ou não estar sincronizadas. E, para mulheres que não menstruam, a regência será sempre a influência da fase da Lua do Céu.

Vamos começar falando sobre como identificamos cada fase do nosso ciclo menstrual de acordo com as fases da nossa Lua Interna:

- **Lua Nova:** o início do ciclo; começa ao menor sinal visível de que a menstruação vai chegar (borras de sangue ou fluido vaginal rosado, por exemplo);
- **Lua Crescente:** inicia ao término do período menstrual; quando o corpo entra na fase pré-ovulatória e não existem mais vestígios de sangue ou desconfortos, como cólicas, enxaquecas e outros sintomas físicos referentes ao seu período menstrual. Ao final da sua Lua Crescente, você já vai perceber

indícios (biológicos e psíquicos, de acordo com seu nível de autoconhecimento) de que o período fértil já começou;

🦋 **Lua Cheia:** o período fértil evolui, e nesta fase acontece a ovulação. É quando a fertilidade está em alta, percebemos o muco cervical e nos sentimos com mais energia, disposição e libido;

🦋 **Lua Minguante:** terminada a ovulação e todo o período fértil, esta é a fase final do ciclo, quando o corpo se prepara para o próximo. É nesta fase que algumas mulheres podem sentir os incômodos da TPM, sobre a qual falaremos no próximo capítulo.

Em cada uma dessas fases do ciclo menstrual, o corpo e a psique apresentarão energias semelhantes às fases da Lua (conforme descritas) ao mesmo tempo em que sentiremos as influências dela sobre nós. O ideal é observarmos e nos conectarmos primeiro com nossa Lua Interna para depois percebermos como a fase da Lua do Céu está regendo nossos pensamentos e atitudes. A Lua Interna é mais poderosa e influente porque está fluindo em nosso corpo, é nosso ciclo, e interfere diretamente em nossos hormônios.

As potencialidades de cada fase lunar

Cada uma das fases lunares apresenta potencialidades maravilhosas. E, embora cada mulher seja única, algumas características são comuns a todas nesses períodos e são manifestadas tanto interna (regidas pela nossa Lua Interna) como externamente (regidas pela Lua do Céu).

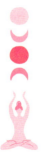

Lua Nova

Representa início, recomeço, vida nova. A energia da Lua Nova convida a pensar o que queremos criar e como queremos que seja o mês que está começando. Quais são as realizações que queremos viver nas próximas semanas? É um período excelente para planejamento, porque estamos com a nossa percepção bastante aguçada.

Durante a Lua Nova Interna, ou seja, quando estamos menstruadas, muitas mulheres percebem que a energia está muito voltada para dentro, a mente traz insights sobre o que devemos planejar para conseguir realizar ainda durante o ciclo em vigência. Sentir-se introspectiva é natural e necessário para se ter a energia de vislumbrar esses planos. Corpo, rins, fígado e todo o sistema ginecológico estão trabalhando muito, o que pode trazer certa necessidade de quietude para equilibrar.

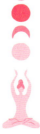

Lua Crescente

Se durante a Lua Nova a energia se mostrou propícia ao planejamento, na Lua Crescente (fase pré-ovulatória) nossa força e disposição para colocar os planos em ação começam a crescer. A Lua Crescente traz consigo a influência da disponibilidade para fazer acontecer. É a fase em que colocamos em prática o planejado para realizar na Lua Cheia. É momento de muitas ideias serem colocadas em prática.

No aspecto biológico, os hormônios estão subindo, portanto, o corpo tem mais energia e disposição. O fluído vaginal vai crescendo e se alterando, mostrando que a ovulação está próxima.

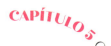

Lua Cheia

Poderosa e exuberante, a Lua Cheia representa a fertilidade, a beleza e a materialização dos planos criados na Lua Nova. É a fase que traz o ápice da energia criativa e sexual. Esta é a fase lunar em que tudo aquilo que foi trabalhado durante a Lua Crescente se torna realidade. A Lua Cheia traz a concretude, representa o poder pessoal feminino com toda a força e autoconfiança que temos dentro de nós.

Para nossa fase interna, a Lua Cheia é o período fértil e, ao decorrer dela, acontece a ovulação. O muco cervical indica se estamos ovulando. Naturalmente, é quando nos sentimos mais atraentes, dispostas e com a energia sexual mais alta e, assim, capazes de conquistar o mundo!

Lua Minguante

Depois de duas fases intensas de criação e realização, a Lua Minguante nos convida à conexão com nosso universo interior e espiritual para que façamos uma avaliação de tudo o que foi vivido nas últimas semanas. Oscilações de humor são comuns e explicam muito a montanha-russa das últimas três semanas no quesito emocional.

Já na Lua Interna, é no período pré-menstrual – ou seja, dependendo do estresse vivido nas fases anteriores e de como foi sua alimentação – que cólicas, enxaquecas, dores lombares e outros desconfortos podem aparecer para chamar a atenção do que devemos evitar, cuidar e como nos nutrir.

Lua Branca e Lua Vermelha

É provável que, ao buscar informações sobre a influência lunar sobre o ciclo menstrual, você se depare com os termos Lua

Branca, quando a sua Lua Interna está em sincronia com a Lua do Céu; e Lua Vermelha, quando não há essa sincronia. Algumas linhas de estudos ancestrais defendem que a mulher que está na Lua Branca está em mais harmonia com a sua natureza. A meu ver, isso se torna indiferente hoje, visto que somos impactadas por tudo o que acontece ao nosso redor (estresse, ansiedade, rotina atribulada etc.) e que isso influencia nossos ciclos. É cada vez mais difícil encontrar mulheres que possuem ciclos totalmente sincronizados com a Lua, menstruando sempre a cada vinte e oito dias na Lua Nova.

O foco da Ginecologia Emocional® é dar autonomia a você, mulher, para reconhecer como e quais situações impactam seus ciclos, pois isso é o que vai dar a percepção de que seu ciclo realmente é um oráculo que lhe aponta tudo o que precisa ser visto e cuidado no dia a dia para que você possa viver bem.

Se você é uma mulher que menstrua naturalmente e livre de hormônios, perceba se seu ciclo menstrual está ou não em sincronia com as fases da Lua no Céu. Caso esteja, deverá notar que as características de cada fase serão mais intensas, pois você tem toda a transformação interna acontecendo no seu corpo potencializada pela conexão lunar. Se você menstrua e o seu ciclo não está sincronizado com a Lua do Céu, não há problema algum. No entanto, poderá perceber que, em alguns momentos, essa diferença entre as energias interna e externa pode exigir um pouco mais de você.

Olhar para a Lua do Céu nos ajuda a entender como está a nossa energia no ambiente em que nos encontramos; por exemplo, quando estamos no período pré-menstrual (Lua Minguante Interna) e no céu está uma Lua Cheia. É comum ver relatos de que, ao contrário do que geralmente acontece nessa fase do ciclo (indisposição, cansaço, irritabilidade), essas mulheres sentem uma energia inexplicável guiando-as, a ponto de assumirem atividades até então pesadas para o corpo e a psique nessa fase, com muita energia e disposição.

Para reconhecer como o seu ciclo menstrual experimenta cada uma das fases da Lua Interna (ciclo menstrual), é importante que você esteja muito atenta aos sinais do seu corpo. Por isso, convido você a começar o exercício a partir de algumas perguntas:

- Qual a duração média do seu ciclo todo?
- Você percebe mudanças na sua disposição em cada fase do ciclo e também nos fluidos vaginais? Como fica o seu muco ao longo das semanas, a lubrificação da sua vagina?
- Você tem o hábito de olhar qual é a fase da Lua do Céu quando a menstruação acontece?

Para as mulheres que não menstruam, seja por estarem na menopausa, por terem realizado uma histerectomia, por não terem o sistema reprodutor feminino, como mulheres com síndromes como a MRKH, entre outros fatores, recomendo que vivam o ciclo emocional e energético guiadas pela Lua do Céu, cuja influência também possibilita um mergulho dentro de si para reconhecer o estado emocional traduzido no próprio corpo.

Honre e respeite as quatro mulheres que você é

A auto-observação ao longo do ciclo requer tempo e disponibilidade da mulher. É durante esse processo que você descobre

105

quem são as quatro mulheres que habitam seu interior em cada semana do mês e como cada uma delas reage à influência lunar. Esse conhecimento é o que realmente vai transformar você e sua maneira de organizar planos, tarefas, atividades físicas, trabalho, vida pessoal, tudo!

Veja bem, hoje você pode estar assumindo um projeto grande de trabalho, hipoteticamente falando, e que vai requerer seu foco e energia para o início imediato. Porém, imaginando que você esteja em sua Lua Minguante na Lua Interna, é provável que não tenha foco nem toda a disposição mental e biológica que precisaria para tudo fluir bem até que chegue o fim da sua Lua Nova/Início da Crescente Internas. Nessa situação, pode ser que você se sinta procrastinando, improdutiva e mais exausta – e sua TPM pode aumentar, visto que tudo vai exigir mais de você em um momento nada oportuno para exigências...

No entanto, desenvolvendo esse autoconhecimento cíclico, você não somente saberá o melhor momento para fazer cada coisa, como deixará de se sentir mal por não estar apta a oferecer o seu melhor no momento. Diminuem-se cobranças e críticas, sobretudo por você estar ciente de suas necessidades nessa fase do ciclo, e poderá fazer os acordos necessários para que as outras pessoas, que dependem de você, também possam compreender o tempo que você precisa para entregar tudo o que deseja.

Quando chegamos nesse ponto do autoconhecimento cíclico, compreendemos quem somos, como estamos e quais são as nossas potencialidades e limitações a cada momento do ciclo. As coisas tornam-se claras e renegociamos prazos, acordos e decisões, honrando nossa natureza e respeitando nosso corpo e psique.

Isso é liberdade e respeito por si mesma!

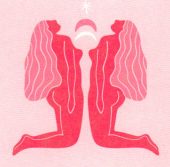

Quando a reconexão feminina acontece...

A menopausa chegou precocemente devido à histerectomia indicada por conta de um mioma muito grande, que há anos tirava a qualidade de vida da Cris. Em 2018, ela veio para o workshop on-line da Ginecologia Emocional® e foi minha primeira aluna sem ciclos. Empenhada em entender qual seria a raiz emocional do mioma que acabou em uma histerectomia, ela também queria aprender a conhecer as influências da Lua sobre si para, enfim, entender a si mesma.

Ela estava com cerca de 40 anos e vivia em Brasília. Fiquei tão orgulhosa da sua consciência ao perceber que o autoconhecimento cíclico não somente era possível mas também necessário, que fiz questão de acompanhar cada passo da sua trajetória em conversas no WhatsApp. Após três meses, ela relatou que já estava bem adiantada em seu diário do ciclo e, para sua surpresa, durante a última Lua Minguante (período em que seria seu pré-menstrual) chegou a sentir as mamas inchadas, exatamente como sentia quando ainda tinha ciclo e menstruava. Fiquei tão feliz e surpreendida quanto ela!

Conversamos bastante, e ela compreendeu a mensagem daquele mioma; mudou sua alimentação, hábitos, inovou-se com tantas descobertas!

Depois de ter acompanhado a Cristiane Andrade nessa jornada, decidi incentivar mais mulheres que já haviam vivido a menopausa a fazerem o workshop. Muitas chegam até mim dizendo: "Eu queria ter descoberto tudo isso antes. Teria me ajudado muito", como se não tivessem mais a oportunidade de mudar e crescer, o que é um equívoco! Sempre é tempo de nos conhecermos e aprendermos a nos conectar com as luas, o corpo e o feminino.

Cada mulher tem seu tempo, mas nunca é tarde demais.

E vale muito a pena compreender nossa história e fazer agora, no presente, uma nova história de amor com nossa ancestralidade e ritos de passagem.

Sempre é tempo de nos conhecermos e aprendermos a nos conectar com as luas, o corpo e o feminino.

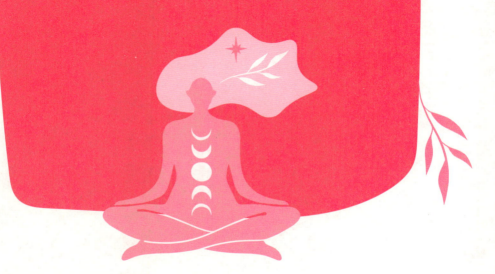

Capítulo 6

O real significado da TPM

O autoconhecimento cíclico nos mostra um caminho de mais amorosidade e compreensão em que cada fase se torna oportunidade de nos conhecermos e liberarmos as potencialidades que cada uma de nós já possui. E é por isso que, neste capítulo, vamos nos dedicar à fase do ciclo que parece impossível de ser vista com amorosidade e compreensão, porque incomoda muito a maioria das mulheres: o período pré-menstrual, momento em que enfrentamos a mal falada TPM.

Vou apresentar um novo e verdadeiro significado para esse termo, uma maneira sábia de lidar com um momento do ciclo que, por ser incompreendido, é rejeitado.

Eu sei que vai parecer um absurdo o que vou afirmar agora, mas a TPM é sua amiga, e não inimiga, como inúmeras vezes você pode ter pensado e sentido. Acredite: a TPM é um portal de autoconhecimento enorme. Aliás, o maior de todo o ciclo menstrual.

O problema começa quando, desde adolescentes, aprendemos a falar sobre esse momento com uma conotação negativa, usando o termo nada acolhedor "tensão pré-menstrual", reforçando a ideia de que é um período difícil, fatalmente tenso e muito incômodo. Mas não precisa ser assim. Além disso, os incômodos do período que antecede a chegada da Lua Nova Interna não são regra para todas as mulheres. Se a TPM é uma fase muito difícil no seu ciclo, é provável que existam questões emocionais e comportamentais que precisam da sua atenção, e é nessa compreensão que mora a mudança de paradigmas.

Como falamos no capítulo anterior, a fase pré-menstrual acontece no fim de cada ciclo, quando o corpo está reiniciando o processo e se preparando para a chegada da próxima menstruação. Portanto, é tempo de acessar a intuição, captar os insights, ouvir o corpo e fazer um balanço de como foram as últimas semanas, como foi o ciclo que está se fechando e avaliar o que o deu certo, tendo consciência do que precisa ser transformado para o próximo.

O primeiro passo para mudar essa crença negativa, e melhorar nossa relação com esse período tão valioso e que tanto nos ensina, é quebrar a ideia de que TPM significa "tensão pré-menstrual". Vamos ressignificar. Essa sigla agora significa Tempo Para Meditar ou, como muitas mulheres já adotaram, Tempo Para Mim. É um período propício a olhar para dentro, notando a mensagem que cada desconforto físico traz e pensando o que devemos fazer para mudar. Precisamos acolher nossas sombras, que chegam em forma de alterações de humor, e compreendê-las. Esse momento nos direciona ao recolhimento para enxergar em cada sintoma físico ou alteração de humor o que precisamos transformar no ciclo que se abrirá no primeiro dia da próxima menstruação. Tudo o que sentimos em nossa TPM representa o emergir daquilo que precisamos olhar e trabalhar em nosso desenvolvimento pessoal e feminino, é uma maneira de colocar diante de nós o que muitas vezes não gostamos de ver, a verdade da qual tentamos fugir.

Quando não reconhecemos que cada sintoma físico e emocional tem um significado e que é um sinal de que precisamos transformar nosso estilo de vida, é normal que eles voltem todo mês, chamando a nossa atenção de novo e de novo, até que resolvamos as questões que causam o desequilíbrio no corpo e na mente.

Quando não temos conhecimento disso, tudo se torna um fardo, dói, incomoda e atrapalha o nosso dia a dia. E queremos cessar os sintomas a todo custo, ignorando os sinais que o corpo apresenta. Ao insistir em tratar apenas os sintomas, resistimos à ideia de que a TPM tem uma função maior em nossa jornada de cura. Ao estabelecer uma nova relação com o "Tempo Para Mim", o aprendizado causado pelo autoconhecimento e o entendimento desses sinais é capaz de mudar completamente como experienciamos a chegada de um novo ciclo menstrual.

O que a Ginecologia Emocional® propõe para as mulheres é que resolvamos nossas questões emocionais e comportamentais que cada TPM aponta para não precisar lidar com esses desconfortos nos próximos ciclos. À medida que as mulheres avançam em seu autoconhecimento cíclico e percebem os reais significados das dores e alterações de humor dessa fase, os sintomas cessam ou mudam, sempre apontando o que foi trabalhado, o que foi resolvido e o que ainda requer atenção. É muito rico esse oráculo que possuímos em nossa biologia, não podemos deixá-lo de lado!

Por ser a última fase do ciclo, é normal que tenhamos mais vontade de ficar quietas, em silêncio. Afinal, nossos hormônios estão em baixa, nosso corpo pede quietude. Nossa mente, intuição e campo energético estão conectados com as direções e questões do ciclo que está se encerrando e, por isso, tudo o que aconteceu antes vai influenciar o seu Tempo Para Meditar.

Como a disposição naturalmente cai, o corpo pede desaceleração do esforço físico e mental. No entanto, com tantas atividades e responsabilidades que temos, somadas ao ritmo intenso ao qual estamos submetidas, não estamos disponíveis para viver o recolhimento que o corpo pede. Esse desalinhamento entre a necessidade corporal e a nossa rotina já ocasiona parte dos sintomas da TPM que nos alertam para a importância de cuidarmos de nós mesmas.

O que sugiro às minhas alunas e mentorandas é tentar se recolher após o período ou faixa de horário no qual não é possível estar em quietude. Após o expediente de trabalho, por exemplo, ou atividades que requerem esforço, busque respirar, meditar, tomar um banho morno, ler um livro. Enfim, tente sair dessa atmosfera pesada tanto mental quanto física para que consiga dar a si mesma o repouso merecido, inclusive para melhor acessar tudo de mais valioso que a nossa TPM traz.

Claro que, em tempos antigos, quando nossas ancestrais viviam esse autoconhecimento, as mulheres não tinham tantas demandas, estresse e ansiedade. O estilo de vida era totalmente diferente, e tudo contribuía para que pudessem se dar esse tempo no período pré-menstrual. Embora não possamos retornar a esse estilo de vida passado, podemos, sim, a partir dessa compreensão, adaptar a rotina de uma única semana do mês para viver, sem percalços, uma fase que pede paz. É uma mudança que merecemos, e podemos adequar tudo para receber todos os aprendizados com os quais nosso corpo e intuição nos presenteiam.

É muito importante que você entenda: nosso corpo pode doer a cada ciclo, de acordo com os comportamentos e emoções que acumulamos durante o mês. Se os sintomas são recorrentes, podem ser causados por comportamentos e emoções aos quais temos de dar atenção.

É muito importante que você entenda: nosso corpo pode doer a cada ciclo, de acordo com os comportamentos e emoções que acumulamos durante o mês. Se os sintomas são recorrentes, podem ser causados por comportamentos e emoções aos quais temos de dar atenção.

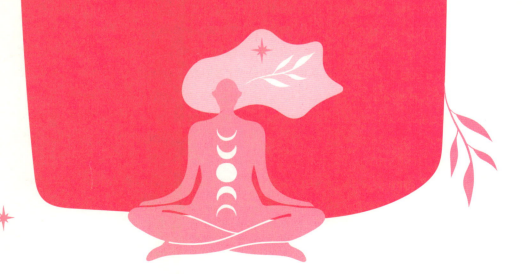

Os sintomas da TPM: os chamados do Tempo Para Mim

Alterações de humor

Vamos começar falando sobre as alterações de humor que muitas mulheres percebem nesse período, e que vejo como um dos principais fatores que leva a maioria delas a desenvolver uma relação conturbada com a menstruação. Nesse momento do ciclo, normalmente oscilamos entre dois estados que se alternam por vários meses ou por longos anos. Isso, mais uma vez, depende de como você está vivendo e lidando com tudo o que está sentindo.

O primeiro estado é quando ficamos irritadas, impacientes, de "pavio curto", como dizem. Nos sentimos prestes a explodir com alguém, sempre aceleradas e, às vezes, podemos ter rompantes, como um furacão. Em geral, eu me encontro nesse estado justamente por ter uma energia yang (masculina) mais forte e ser bastante racional. Muitas vezes as minhas emoções nesse período tendem a me levar para o embate com o outro – ou com tudo!

O segundo estado é quando podemos nos tornar bastante emotivas, sensíveis a ponto de chorar por qualquer coisa. Ao contrário do primeiro, mulheres que se sentem assim não querem embate, buscam mais acolhimento, paciência e acalento das pessoas ao redor.

A maior dificuldade para lidar com essas emoções é justamente porque a tendência é tentar resistir a elas. Só que, quanto mais você tentar abafar essa avalanche de sensações, seja a vontade de chorar, seja a vontade de ficar sozinha; mais forte essas emoções virão, e você acaba por se render a elas, pois não aguenta segurá-las por muito tempo.

E aqui chegamos ao ponto fundamental para entender de onde vêm as nossas alterações de humor – e já adianto: elas não são causadas pela TPM. Na verdade, tudo o que sentimos nesse momento já estava em nós durante todo o ciclo, a TPM apenas intensifica essas sensações para que tenhamos consciência do estado emocional que nos conduziu durante o período.

Você já estava se sentindo triste ou irritada ao longo do mês, mas agora essas emoções estão gritando para você analisar o que está acontecendo na sua vida que te obriga a se sentir desse jeito. Enquanto você não reconhecer os seus sentimentos e cuidar deles, a oscilação do humor que, muitas vezes, faz você atingir extremos emocionais continuará aparecendo.

Sintomas físicos

Para refletirmos sobre o que cada sintoma físico traz como mensagem sobre nossos comportamentos, vamos percorrer nosso corpo da cabeça até os pés. Aqui quero trazer um norte para você começar a sua autoinvestigação. Esse norte vem dos conhecimentos da Ginecologia Natural e está apoiado nas evidências dos meus estudos no campo da psicossomática em mulheres que acompanho nesse caminho desde 2013. Mas lembre-se: pode ser que no seu corpo as sensações sejam diferentes e tragam outros significados. O objetivo desse exemplo é ajudá-la a perceber se essas são percepções que também ressoam em você e, caso não, dê atenção para o que sente e perceba o que seu corpo está tentando lhe mostrar. O foco deste trabalho sempre será o seu autoconhecimento. Você como o centro de tudo e como esse tudo ressoa e conversa sobre a sua vida.

Então vamos lá!

🦋 **Enxaqueca:** a maioria das mulheres que sofre com enxaquecas nesse período tem perfil bastante racional e, portanto, a energia masculina tende a ser mais densa. Geralmente são mulheres com trabalhos que exigem bastante esforço mental, que pensam demais, assumem muitas responsabilidades simultaneamente e, em geral, tendem a ser mais controladoras. Além da enxaqueca, alguns dos sintomas comuns são a insônia (afinal, quem pensa demais costuma não dormir bem) e a ansiedade, desejo de pre-meditar o futuro. A enxaqueca pode ser uma resposta ao excesso de preocupação e à sobrecarga mental com a qual o corpo está tentando lidar, o que acaba por sugar tanto a criatividade quanto a energia de realização e prazer.

Práticas recomendadas para quem sofre de enxaqueca: busque incluir a meditação como um hábito diário para colaborar com seu relaxamento mental e realinhamento biológico. Também inclua uma alimentação menos inflamatória no seu dia a dia. Consuma menos processados, dê preferência a alimentos integrais, evite leite e derivados, diminua o consumo de farinha branca e açúcar e analise se possui intolerância a glúten. Faça um teste com essas mudanças alimentares e perceba se há melhora na quantidade ou força dos episódios de dor de cabeça.

🦋 **Mudança no timbre de voz:** algumas mulheres percebem que o timbre de voz muda nesse período. No meu caso, percebo que minha voz fica mais fina, fraca. Para mim, o convite é claro: o corpo faz um convite para que eu fale menos, desacelere, respire. Como sou comunicadora e trabalho com a voz, quando o ritmo está mais pesado, é ela quem chama minha atenção.

Práticas recomendadas para quem percebe a mudança na voz: tente, na medida do possível, silenciar mais e incluir o gengibre e a cúrcuma (açafrão da terra) à alimentação ao longo do ciclo.

Inchaço nas mamas e seios doloridos: é nessa região que está o nosso chacra cardíaco, que emana energia positiva ou negativa em relação ao que sentimos, sobretudo em nossos relacionamentos amorosos, familiares, sociais e profissionais. Como as mamas são formadas por um tecido adiposo, ou seja, elas são gordura, quando os sentimentos estão nocivos a nós mesmas, a energia que irradiamos desse chacra é densa. Para se protegerem, as mamas (seus tecidos, mais especificamente) respondem a essa influência energética, tão sutil e imperceptível, se enrijecendo. Se você sente incômodo nas mamas nessa fase, reflita sobre como seu coração está se sentindo em seus relacionamentos. Caso você sinta nódulos ou dores fortes e persistentes há meses, vá ao ginecologista, pois o quadro pode se referir a outras questões e requerer avaliação. *Práticas recomendadas para quem sente os seios doloridos e inchados:* analise as situações que a fazem se sentir preterida, incompreendida e magoada nos seus relacionamentos. Se a sua situação for de embate, provocando muitas discussões que não levam a lugar algum, tente uma nova abordagem para que a comunicação com o outro flua melhor. Um bom banho morno é relaxante e pode ajudar o sintoma físico e a clarear a percepção do que precisa ser transformado.

Cólicas: o útero guarda dores emocionais profundas, assim como os registros da nossa ancestralidade feminina. Ele também reflete as energias yin-yang (feminina e masculina). Quando passamos o ciclo com mais características da energia masculina, mais racionais, competitivas e rígidas, as cólicas tendem a vir com mais força. Outro aspecto que nesses nove anos trabalhando com a Ginecologia Emocional® ficou muito evidente para mim é o quanto a alimentação dita a intensidade dessas cólicas (quando não existe alguma doença preexistente, como endometriose ou miomas).

> **Importante!** Algumas mulheres sentem algo parecido com cólicas também no período da ovulação. A diferença é que a cólica menstrual é uma dor que acontece na região central do baixo ventre, e essa dor durante a ovulação é uma dor lateral, de acordo com o ovário que está ovulando durante o mês (eles se alternam nesse papel a cada ciclo), o que indica forte estresse e pressão sendo sentidas e vividas pelos ovários. É um ponto de atenção importante também.

Tenha em mente que as cólicas, tanto no período pré-menstrual quanto nos ovários, durante o período ovulatório, devem ser avaliadas por um especialista, a fim de se ter o diagnóstico correto. Cólicas e dores insuportáveis, que impactam a qualidade de vida da mulher, podem camuflar outros problemas de saúde. Se você nota que os sintomas são demasiados, nunca fique no "achismo". Consulte seu ginecologista para ter certeza do que se trata.

Práticas recomendadas para quem sofre com cólicas: reveja quando e por que você tem precisado utilizar mais da sua energia masculina, causando um desequilíbrio entre yin e yang. A alimentação pode ser outra grande aliada para diminuir as cólicas. Acompanho mulheres que cortaram leite de vaca e seus derivados do cardápio e tiveram uma melhora significativa no quadro. Esse grupo de alimentos é bastante inflamatório para o corpo. Além disso, bolsas e compressas de água morna na região uterina podem aliviar parte do desconforto. Não há mal algum em utilizar medicamentos para sanar sintomas agudos, o importante é estarmos cientes dessas mensagens e fazer nosso papel para mudar os comportamentos que originam as dores. Não é necessário ficar sofrendo com sintomas agudos e contando apenas com alopatia; lance mão, também, das alternativas não alopáticas.

🕊 **Dor na lombar:** pode ser um reflexo das cólicas, portanto observe se a dor na lombar aparece com as cólicas menstruais. Pode também ser uma resposta dos rins, que trabalham com mais intensidade no período menstrual. Mas atenção: se as dores lombares forem muito intensas nesse período, é fundamental consultar um ginecologista, pois podem ser consequência de outros problemas não necessariamente de ordem ginecológica, e apenas seu ginecologista poderá avaliar e apresentar o diagnóstico com precisão. Sob a perspectiva emocional, acompanhando milhares de alunas nesse tempo todo, percebi também que a dor na lombar pode ser reflexo de questões ancestrais cujos padrões estamos quebrando através da consciência feminina. Em geral, mulheres que já estão no caminho do desenvolvimento e autoconhecimento sofrem com isso. A dor na região lombar pode indicar que as nossas atitudes e decisões hoje estão reverberando de maneira positiva na história de nossa ancestralidade feminina. Eu noto que a lombar pesa no meu Tempo Para Mim, sobretudo nos ciclos nos quais estou me dando conta de padrões ou situações da minha família que estou repetindo. É como se essa parte do corpo liberasse pesos que venho carregando ou estivesse pedindo atenção aos pesos familiares que não me pertencem, mas que insisto em carregar.

Práticas recomendadas para quem sofre com dores na lombar: repouso físico e mental, água morna em bolsas ou compressas na região, alongamento, meditação para fluir a compreensão da real origem desse desconforto.

Inchaço nas pernas: embora nem todas as mulheres relatem esse sintoma, ele pode aparecer sobretudo quando sentimos que está faltando movimento em nossa vida, quando precisamos dar passos em direção ao que buscamos, ao que precisa ser feito, mas não conseguimos ter a atitude necessária, e nos sentimos estagnadas.

Práticas recomendadas para quem nota as pernas inchadas nesse período: sempre que possível, manter-se relaxada, deitada, com as pernas para cima, pois isso ajuda a desinchá-las. Drenagem linfática periodicamente colabora bastante. Meditar sempre é um remédio que vai nos conduzir às respostas e aos movimentos que precisamos fazer. Se você sabe qual passo precisa dar, mas não consegue, liste seus medos e os motivos que a impedem. Isso tornará tudo mais claro e fácil de ser colocado em prática.

Infecções comuns e tratamentos naturais

Nesta seção, trarei algumas das infecções mais comuns no sistema ginecológico feminino. Além de comentar cada um dos quadros, trarei sugestões de tratamentos naturais, e complementares ao clínico, que foram orientados pela minha grande parceira, Anna Sazanoff. Candidíase, crises de HPV, herpes e infecções urinárias: tudo pode emergir nesse período.

Se você teve ou tem HPV ou herpes genital, já deve ter percebido que as crises de ambas as infecções sexualmente transmissíveis podem acontecer nessa fase do ciclo e, nesses episódios, o Tempo Para Meditar se torna ainda mais difícil.

Contudo, é nesse ponto que você já compreende que esse período traz à tona tudo o que precisamos enxergar para ressignificar tanto as crises dessas infecções, quanto outros problemas mais comuns e até crônicos para algumas mulheres, como as cistites, infecções urinárias ou candidíase.

Aliás, o Tempo Para Mim é o momento mais favorável para essas crises, pois nossos hormónios caem, nossa disposição abaixa e, por consequência, nossa imunidade vai lá no chão também. Esses fatores biológicos abrem as portas para quadros de infecções.

Sabendo agora que tudo o que é sentido (emocional e fisicamente) nessa fase vem para nos chamar atenção às questões mais profundas que precisamos resolver, a seguir, vou compartilhar algumas orientações sobre esses quadros que podem se apresentar nessa fase do ciclo, assim você pode avaliar o que faz sentido dentro da sua percepção. Lembrando que nada é verdade absoluta e cada mulher é um universo. A ideia é oferecer informações para que você tenha mais ferramentas para iniciar seu autoconhecimento feminino.

HPV e herpes

Ambas são ISTs (infecções sexualmente transmissíveis) virais e, quando contraídas, essas doenças são uma oportunidade para nos abrir à consciência sexual. Como nos relacionamos com o sexo, o que ele significa para nós, como respeitamos ou não nosso corpo e energia sexual são avaliações importantes a se fazer quando sabemos que a questão de saúde começou a partir de uma relação sexual. Embora o problema tenha começado no corpo físico, é muito provável que já existisse um emaranhado com questões sexuais a serem trabalhadas nos corpos energético, morfogenético e até espiritual.

Quando contraímos ISTs, o mais comum é nos culparmos, sentirmos vergonha. Existe um preconceito social, um estigma muito forte que recai sobre as questões sexuais, especialmente quando falamos de doenças. Ressignificar e encarar esses quadros com mais amorosidade, respeito e acolhimento é o primeiro passo para a cura ou para um controle das crises e melhora da imunidade de maneira efetiva. À medida que nos aprofundamos em todo o conhecimento que essas doenças trazem, tudo muda.

Quero compartilhar aqui minha história com a herpes genital e, respectivamente, o caso de uma grande parceira de trabalho, que se tornou uma amiga, Bebel Clark, terapeuta, grande estudiosa das influências lunares e com extensa atuação na área do desenvolvimento humano para mulheres.

Contrai herpes genital no fim de 2014. A princípio, achei se tratar de infecção urinária tradicional, por sentir muita ardência no canal vaginal ao urinar. Por ter certo conhecimento e estar com meu parceiro há alguns meses, cometi o erro de me autodiagnosticar e automedicar – atrasei a solução e piorei a situação. Aqui já deixo um ponto de atenção a você: nunca faça nenhuma das duas coisas. Somente os médicos podem nos diagnosticar e nos recomendar o tratamento correto para cada situação.

Após dez dias de um quadro que só piorava, surgiram úlceras ao redor de toda minha vulva e tive um quadro de febre alta, o que indicava alguma infecção. Consegui agendar um ginecologista de emergência que constatou: eu estava com herpes genital e no auge de uma crise da infecção que poderia ter sido evitada. Segui quase uma semana com uma febre alta incapacitante. Nesse período, tive a oportunidade de fazer uma retrospectiva de toda minha vida sexual e a conclusão a que cheguei foi a de que eu poderia ter contraído não só herpes há muito tempo, mas também outras doenças até mais graves pela forma com que me relacionava e me abstinha de cuidar de mim, do meu corpo, não me respeitando nessas relações. A maneira como eu servi aos meus parceiros e me desrespeitei – inconscientemente – ficaram claras a partir daquela situação.

Ressignificar e encarar esses quadros com mais amorosidade, respeito e acolhimento é o primeiro passo para a cura.

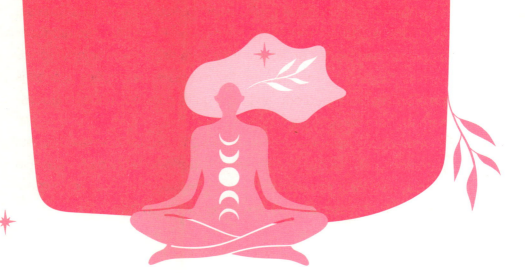

Mas não pense que fiquei me culpando ou remoendo o passado. Apenas constatei que me comportei conforme o sistema nos "educa" sexualmente: servir aos homens quando a relação é heterossexual. Por falta de amor-próprio ou de entender de fato o que é uma relação de amor e, portanto, um troca saudável, eu acreditava que seria amada e aceita à medida que servisse e pudesse satisfazer o prazer do outro.

Não foi fácil, mas me perdoei, aceitei minha história com honra e gratidão. Durante os três meses seguintes de infecção primária da herpes, tive algumas ameaças de crises nos períodos pré-menstruais que se seguiram. Nada além disso. Quatro meses depois, engravidei, e desde então nunca mais tive nem ameaça de crise. Ou seja, tive somente a infecção primária, que foi fulminante num primeiro momento por minha negligência em buscar atendimento, e desde então passaram-se oito anos sem qualquer vestígio do vírus ativo no meu corpo.

Já a Bebel Clark foi diagnosticada (quase na mesma época que eu) com HPV. Mesmo ouvindo toda a explicação clínica do seu ginecologista, e compreendendo que na visão da medicina moderna seria quase impossível que se curasse tendo contraído o vírus recentemente, a Bebel é muito espiritualizada, tem seus rituais e cuidados muito centrados no bem-estar. Ela então decidiu fazer algumas meditações guiadas para a cura física e emocional todos os dias. Durante as meditações, fez muitas visualizações baseadas na cromoterapia, pedindo aos seus guias e protetores que ajudassem na cura da doença.

À medida que seguia com essas práticas, a Bebel acessava insights parecidos com os que me vinham no período febril da herpes. Ela precisou revisitar seu passado sexual, muito parecido com o meu, e avaliar todo esse cenário sexualmente deturpado.

Passados alguns meses do seu diagnóstico e práticas, Bebel precisou repetir alguns exames ginecológicos e, entre eles, o que apresentava a carga viral do HPV. Para a surpresa de todos, segundo o próprio ginecologista, era inacreditável constatar que a carga viral no organismo tinha zerado. Bebel não tinha mais HPV, e nunca mais teve, e ninguém sabia explicar aquilo.

Fizemos um bate-papo ao vivo contando ao público nossas histórias, conteúdo que se tornou material de apoio na versão atual do workshop on-line da Ginecologia Emocional®, com o intuito de inspirar as alunas a confiarem em seus insights, acreditarem no autoconhecimento e no próprio poder de cura. Em nenhuma das duas histórias houve milagre ou um fator inexplicável para os resultados. A medicina moderna avalia aspectos que não alcançam a sabedoria intuitiva feminina, nossos campos mais sutis, e como a espiritualidade nos guia quando estamos conectadas com nosso útero e com o amor.

Não basta meditar e orar para se curar se não houver a percepção um pouco elucidativa da mensagem que a doença está tentando nos trazer.

De nada vai resolver só usar o medicamento indicado pelo médico sem analisar a história que levou ao surgimento da doença. São os dois caminhos integrados, conectados – medicina e sabedoria feminina –, que trazem esses resultados. Cada uma de nós, no próprio processo de conexão feminina e desenvolvimento cíclico, encontrará seu caminho de cura.

Tratamento natural para herpes: a bardana é uma planta medicinal de propriedade bactericida, anti-inflamatória e fungicida. Para a herpes, você pode usar a tintura-mãe de bardana, um óleo preparado com a planta que pode ser encontrado em farmácias de manipulação. Você deve diluir 25 gotas em meio litro de água e fracionar essa quantidade para tomar três vezes ao dia. Repita o processo por cinco dias. Além disso, você pode fazer compressas para usar sobre as úlceras/feridas causadas caso estejam lhe incomodando.

Tratamento natural para HPV: a Kassi Klafke, fundadora do canal do Instagram @minhamaestria, terapeuta e especialista em vaporizações uterinas, recomenda um banho de assento. A seguir, veja o passo a passo:

- Coloque no fogo aproximadamente dois litros de água. Quando começar a ebulição, desligue o fogo e acrescente uma colher de sopa de calêndula e uma colher de sopa de barbatimão. Tampe o recipiente e deixe descansar por aproximadamente dez minutos;
- Depois, coe e coloque em uma bacia grande o suficiente para se sentar nela. Vá adicionando água fria para ficar em uma temperatura agradável e, quando atingir este ponto, sente-se na bacia e permaneça ali por trinta minutos, mais ou menos;
- Pode ser repetido de duas a três vezes por dia, por sete dias.

Infecções urinárias e cistites também podem apontar no Tempo Para Mim

Ambas acontecem na bexiga, porém surgem em regiões diferentes do órgão. De maneira ilustrativa, a bexiga armazena todas as águas tóxicas do nosso organismo e que devem ser ejetadas por meio da urina. Quando ela dói, arde ou traz algum desconforto ao realizar a sua função, a pergunta que recomendo que você faça é: "Quais más águas (mágoas) estou segurando aqui? O que precisa ser extravasado através das lágrimas e do choro que não foi liberado quando senti e ainda dói aqui em mim?".

Tratamentos naturais para infecções urinárias e cistites: beba muita água, no mínimo dois litros por dia. Não é à toa que as receitas naturais para infecções na bexiga são basicamente um cardápio de sucos e caldos, o organismo pede água nesse quadro. A seguir, algumas receitas simples e poderosas:

- Bata no liquidificador aipo, abacaxi e água e beba em jejum por, pelo menos, cinco dias;
- Consuma dois copos diários de suco de cranberry ou mirtilo;
- Caldo de cebola, alho e tomilho: em um litro de água coloque duas cebolas grandes cortadas em quatro partes, cinco dentes de alho macerados, uma colher de sopa bem cheia de tomilho e uma colher de sopa bem cheia de alecrim. Ferva por quinze minutos e deixe descansar. A recomendação é consumir duas porções diárias de cerca de 200ml, até acabar.

Tive uma aluna que lidava com um quadro crônico de infecção urinária. Em 2017, conheci a Denise Cunha, brasileira residente nos EUA há quase trinta anos, no meu workshop presencial realizado em Barra Mansa, Rio de Janeiro. Denise sofria há anos com infecções urinárias recorrentes, que chegaram a se repetir oito vezes no período de um ano. Investigando o início desse quadro, Denise trouxe a informação de que foi após o nascimento do seu segundo filho que tudo começou. Ali estava uma informação importante, o que pode ter ocorrido quando seu segundo filho nasceu? O que Denise sentiu, sofreu e reteve em si para que o corpo exteriorizasse?

Conversando com ela e o marido, que também participou do curso, eles se lembraram da violência obstétrica praticada contra ela em um hospital em São Francisco, na Califórnia, cidade onde vivem e onde nasceu o segundo filho do casal. Até então, o ocorrido não havia sido reconhecido por ela como violência obstétrica, fui eu que, através do relato deles, constatei a violência, o desrespeito e todo o medo e insegurança que os profissionais envolvidos infligiram a ela. Denise permaneceu no hospital com sua alma feminina profundamente machucada e com um quadro pélvico delicado após a violência ocorrida no parto. Ela seguiu sendo tratada de uma maneira hostil no ambiente hospitalar, em uma situação vulnerável, com dores e sem reclamar, sem entender direito o que acontecia e sem receber um olhar de empatia.

Por falta de informação e por estarmos sujeitas a um sistema obstétrico que desrespeita a mulher em um dos momentos mais vulneráveis (o parto) é possível sofrer inúmeros tipos de violência sem nem estar consciente. A violência obstétrica pode ser caracterizada por diversos aspectos que vão desde ignorar os pedidos e necessidades da mulher antes, durante e após o trabalho de parto, passando por procedimentos invasivos e/ou sem consentimento e ciência da parturiente, até o impedimento de que ela tenha um acompanhante durante todo o processo, incluindo não ser autorizada a ver seu bebê ou tê-lo nos braços logo após o nascimento – estou, claro, falando de uma situação sem intercorrências, quando o bebê está seguro e saudável.

Mais de uma década depois do ocorrido, ela não havia associado esse acontecimento ao período em que as infecções começaram. Ao fazer o movimento de reconexão feminina, essa memória voltou com tudo e apresentou o que ela realmente precisava curar: a dor sofrida durante o parto do segundo filho. Revisitar essa passagem, sentir e chorar tudo o que não foi exteriorizado na ocasião fez parte de seu processo terapêutico.

Um ano após essa descoberta, as crises haviam reduzido em mais de 50%. Eu mantenho contato com a família até hoje. Atualmente, embora ainda ocorram, os episódios se tornaram cada vez mais raros; ela está ciente de que toda aquela dor acumulada já teve sua maior parte liberada. O trauma vivido é muito forte, profundo, e ainda requer mais tempo para encontrar seu pleno perdão e a paz – trabalho que ela segue fazendo e já desfruta de uma grande evolução.

A candidíase também bate no seu Tempo Para Meditar?

É muito comum que a candidíase surja conforme nossa imunidade cai, e esse é um dos fatores que podem desencadeá-la justamente no período pré-menstrual. No entanto, reforço que sua aparição nessa fase de balanço do ciclo que está se fechando também não é à toa.

O uso contínuo de calcinhas sintéticas, o consumo excessivo de açúcar e o uso de absorventes descartáveis são alguns hábitos que colaboram para os episódios de candidíase, por isso, ficar atenta, mudar hábitos e buscar alternativas aos absorventes descartáveis, como o copo menstrual ou os absorventes de pano, além de priorizar o uso de calcinhas 100% algodão, podem ter um efeito positivo e preventivo para a sua saúde ginecológica.

Já no aspecto emocional, seu aparecimento está muito associado ao sentimento de desvalorização por parte do masculino. Seja qual for o tipo de relação que temos com os homens, quando, mesmo que inconscientemente, sentimos que eles não nos respeitam, nos desprezam e não valorizam quem somos ou como agimos, lá vem a cândida gritar para avaliarmos essa relação que pode estar derrubando nosso amor-próprio, autoestima e autoconfiança (os 3As sobre os quais falaremos mais adiante).

Tratamento natural: os óvulos de calêndula e hamamélis, duas plantas com funções medicinais, são uma excelente opção em casos de fungos, como a candidíase, e podem ser encontrados em farmácias homeopáticas. Eles devem ser introduzidos no canal vaginal e, por isso, sugiro a aplicação durante a noite, ao deitar-se para dormir. Já os óvulos de sálvia ou a pomada de sálvia podem ser manipulados e são recomendados para o uso na vulva (parte externa da vagina). Fazer um ciclo de sete dias para ambos os tratamentos, geralmente, é suficiente.

Preste atenção nos desejos desse período. Sobretudo nos períodos pré-menstrual e menstrual (Luas Internas Minguante e Nova), prefira consumir tudo em temperatura ambiente. A medicina chinesa fala muito sobre essa questão. Justamente por serem fases que tendemos a ter menos disposição, quando consumimos bebidas e alimentos gelados nessa época, nosso organismo desloca mais energia para manter a temperatura corporal. Pensando nisso, evite pés descalços, vento ou ambientes mais frios nessas fases. Seu útero relaxa, mantém-se quentinho e agradece.

No período pré-menstrual, podemos também precisar de mais serotonina, o hormônio do prazer. Aqui está uma das explicações de porque pensamos tanto em chocolate nessa fase. Se você é dessas, recomendo consumir chocolates de boa qualidade, com no mínimo 60% de cacau. Esses, sim, nos saciam e são mais saudáveis. O desejo de comer coisas picantes, salgadas, amargas ou algo semelhante pode ser um sinal de que estão faltando fontes não só de nutrientes, mas também de prazer na nossa vida.

E quando os desconfortos da TPM acontecem no período menstrual?

Algumas mulheres sentem os desconfortos físicos da TPM mais intensos já durante a menstruação. Outras sentem alguns na TPM e outros no período pré-menstrual. Mas existe também o grupo das que sentem tudo em ambos os períodos e o das que não sentem absolutamente nada, e mal sabem que estão para menstruar.

O que ficou evidente em meus estudos é que o grupo que sente bastante desconforto físico durante o período menstrual está consumindo mais alimentos inflamatórios ao longo do ciclo, e o útero sofre mais. Por isso, observar nossa alimentação e perceber quais excessos se refletem em nosso corpo é mais um passo para que nos tornemos autônomas em decifrar as mensagens desse oráculo natural e evitar dores.

Sei que não dá para parar 100% nessas fases, mas podemos desacelerar. Nada vai deixar de ser dolorido na vida e no corpo se não aceitarmos que algumas mudanças são necessárias, principalmente quando o assunto é nosso conforto. Como já ficou claro, tudo o que está em desequilíbrio somatiza nos sintomas do corpo.

Não sou contra o uso de medicamentos para blindar sintomas que acabam com nossa qualidade de vida. Eu mesma, quando sinto cólicas muito fortes, recorro à medicação. O que não pode acontecer é não termos consciência da real origem da dor no nosso corpo e usarmos os medicamentos de maneira constante apenas para calar o que nos incomoda. A consequência desse comportamento é mais dor e insatisfação, além de todo o tempo e dinheiro sem encontrar soluções definitivas.

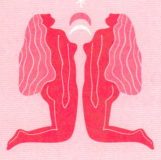

Quando a reconexão feminina acontece...

Muitas mulheres chegam até mim pelas redes sociais querendo uma receita mágica e rápida para a TPM desaparecer de seus ciclos; e quem não quer, não é mesmo? Mas a Cynthia Senek me preocupou com um caso que parecia de TDPM, isto é, Tensão Disfórica Pré-Menstrual, uma espécie de TPM extrema que tem sido tratada pela medicina moderna com outra abordagem, inclusive com medicamentos psiquiátricos.

A Cynthia é uma atriz de grandes papéis em novelas e séries em emissoras de televisão e *streamings* internacionais, e me aflige pensar que, para dar conta da sua intensa rotina de gravações, ela poderia cair nesse diagnóstico e ter como recomendação medicamentos controlados — o que inibiria completamente sua intuição e percepção acerca de si, bloqueando seu acesso ao que precisava ser visto e revertido na sua dinâmica de vida.

Mas a Cynthia chegou até mim porque estava com o campo mental totalmente aberto e no momento certo para compreender tudo o que apresento aqui. Ela buscou um caminho alternativo e me encontrou em uma pesquisa do Google. Após assistir alguns vídeos no meu canal do YouTube, me mandou um e-mail com muita esperança e humildade, pedindo ajuda e orientação.

Imediatamente, ela se inscreveu no meu workshop on-line, e vi o processo de uma flor de lótus, que sai da lama e floresce com todo seu deslumbre e beleza muito depressa. O problema da TPM desgastante dela desapareceu poucos meses depois de começar a se estudar por meio do Diário do Ciclo, da prática de plantar a Lua e de parar de usar absorventes descartáveis. Orientações que estou também lhe oferecendo em uma aula que você pode acessar neste endereço: **http://ginecologiaemocional.org/aula-exclusiva**

Pouco tempo depois, ela já era uma das celebridades que passou a recomendar a Ginecologia Emocional® em suas redes sociais devido ao rápido resultado que teve. Passados meses de sua participação no curso, ela me procurou contando que estava com um teratoma no ovário, uma espécie de tumor benigno, mas que precisa ser retirado através de cirurgia, e gostaria de uma recomendação. Passei duas: a primeira que fizesse um acompanhamento com uma especialista em Ginecologia Natural para tratar os sintomas enquanto não fazia a cirurgia. A segunda era para que buscasse um bom profissional em constelação familiar, pois minha experiência me levou a suspeitar de questões ancestrais influenciando a existência desse teratoma.

Ela seguiu minhas sugestões e chegou a grandes descobertas a respeito de sua família e história com o trabalho da constelação familiar. Tamanha foi sua surpresa com o desvendar do seu caso que a Cynthia, em gratidão pelo tanto que se transformou em sua vida, decidiu fazer uma série de stories relatando tudo e recomendando meu trabalho como forma de incentivar mais mulheres a irem atrás do autodescobrimento.

O processo dela foi muito rápido, acima da média. Ela confirma tudo o que sempre explico: cada mulher tem seu tempo. A disponibilidade em olhar para si com profundidade e aplicar mudanças efetivas no dia a dia dita o ritmo da mudança. Ela chegou pronta para se curar e, por isso, as ferramentas serviram a ela tão depressa.

Cynthia, hoje, tem a meditação como um hábito, tornou-se grande amiga do seu Tempo Para Meditar, retirou o teratoma, compreendendo sua mensagem, e segue muito mais em paz com seu corpo, ciclos e com o feminino criativo e talentoso que se manifesta em sua arte.

Cada mulher tem seu tempo.

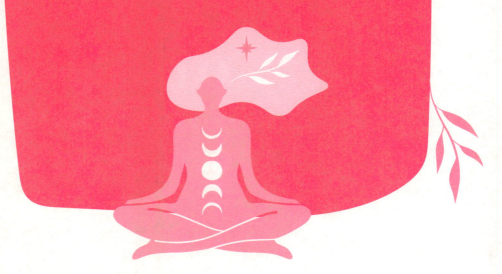

Capítulo 7

O triângulo dos mistérios: útero, ovários e vagina

om as leituras dos capítulos anteriores, acredito que muita coisa já começou a fazer sentido para você. Ao ter um novo olhar sobre a verdadeira magia que é a ciclicidade do corpo feminino e ao se disponibilizar a estar atenta às mensagens que ele lhe traz por meio de todos os sintomas e sinais, abre-se uma oportunidade transformadora para que encontre em si mesma as respostas que você pode estar buscando a vida toda. Não apenas para fazer as pazes com a sua menstruação ou resolver um problema ginecológico, mas especialmente por causa dos entraves e situações que estão impactando, antes de tudo, o fluir da sua vida e de suas realizações.

Após essa reflexão, vamos falar sobre o poderoso centro energético que guarda e revela todas as potências femininas: seu sistema ginecológico. O útero, os ovários e a vagina têm um papel extremamente importante para compreendermos como tem sido a nossa experiência, neste plano, habitando um corpo com tantos mistérios e revelações. Você já entendeu que o nosso corpo conversa conosco sobre as dores da nossa alma feminina por meio dos problemas ginecológicos, mas quero que olhemos juntas para as potencialidades e para as informações que podemos desfrutar ao desenvolver o autoconhecimento cíclico e a harmonia interna.

Esse centro energético, que costumo chamar de "centro energético uterino", somatiza todas as nossas emoções e é um propulsor para os movimentos que queremos realizar em nossa vida. Reconectar-nos com ele desenvolve a intuição, desperta a criatividade, a capacidade de materializar planos e sonhos através da energia sexual ativa e consciente.

No meu trabalho com a Ginecologia Emocional®, sempre digo que o útero é o verdadeiro coração da mulher. É o órgão que responde ao nosso campo emocional mais profundo e carrega a nossa história de vida e ancestralidade. Ele é a casa por onde entra a matéria-prima masculina da vida, onde uma nova essência é gerada, e é ele que somatiza as dores mais marcantes do feminino.

Essas dores sempre estão ligadas à figura dos nossos genitores. Pai e mãe, as primeiras referências que temos sobre homem e mulher, masculino e feminino. Ao avaliarmos esse campo das nossas relações, encontramos claramente situações e passagens que explicam certos padrões de comportamento que espelhamos deles, como uma espécie de cultura familiar que repetimos por inércia. Há também padrões que desenvolvemos por viver embates nessas relações.

Um exemplo muito comum é o do pai opressor e da mãe oprimida e, por consequência, omissa. Já atendi muitas pacientes e recebi várias alunas com essa visão sobre os próprios pais. Digo visão porque trabalho com a percepção da mulher e dos fatos que ela apresenta, já que não tenho como avaliar pessoalmente as outras personalidades envolvidas na questão. Em geral, o pai é menos afetivo, mais distante e marca presença na história da mulher dando ordens, determinando o que deve ou não ser feito, sem muito diálogo e parceria. Medo e opressão são características que acabam se tornando as referências de masculino para essas filhas.

Na outra ponta está a mãe, que convive com esse mesmo masculino, sem voz ou força para mudar as regras, interceder junto à filha para criar discussões saudáveis e incentivar dentro de casa uma relação de igualdade entre os gêneros. Essa mãe sofre as dores do feminino por conta dessa situação e, por isso mesmo, não tem como ser a referência protetora, forte e criativa necessária para o pleno desenvolvimento da filha, que cresce tendo o pai, a figura masculina, como símbolo de opressão; e a mãe, representante do feminino, como símbolo de submissão.

Os registros dessas sensações em nosso consciente e subconsciente, e especialmente em nosso sistema ginecológico, guiarão o modo como nos relacionamos com o feminino e masculino em todas as áreas de nossa vida. Não é à toa que a psicanálise encontra quase todas as respostas sobre padrões de comportamento complexos e pontos de virada a partir das relações construídas (ou não) com nossos pais. Essas filhas podem, por um lado, repetir o padrão da mãe, conectando-se com parceiros parecidos com o pai; ou vão para o espectro oposto, desenvolvendo uma postura de independência e autonomia, porém sempre tendo o masculino como inimigo, vivendo embates com pessoas de energia masculina mais forte em todos os setores da vida. Ambos os comportamentos apontam questões profundas dessas mulheres e trazem informações valiosas para auxiliar na avaliação da raiz emocional das irregularidades ginecológicas.

O centro energético uterino é o que decodifica, em essência, todos os sentimentos que carregamos desde o nosso nascimento, assim como as marcas da nossa ancestralidade, afinal, nossos pais também têm referências de nossos avós, nossos avós seguem referências de nossos bisavós... de alguma maneira toda a nossa ancestralidade tem participação em nossa trajetória e processo de cura.

Esse sistema tão fascinante tem uma conexão muito forte com todos os nossos chakras, comunicando-se com todos eles. Sua energia vibra do chakra básico – localizado na região do períneo, entre o ânus e a uretra – até o topo da nossa cabeça, onde estão o chakra coronário e a glândula pineal, responsável pela produção de melatonina, hormônio essencial para a regulação do nosso sono e do metabolismo no nosso corpo. Além disso, a glândula pineal é o ponto central da nossa conexão física com o plano espiritual.

Essa é uma das razões que explicam o motivo das mulheres que não usam anticoncepcionais hormonais perceberem melhor o fluir da intuição, pois a comunicação entre nossos chakras se torna livre, sem obstáculos e, portanto, muito mais potente.

Os anticoncepcionais hormonais bloqueiam nossos ciclos, impedindo que os ovários trabalhem. Com o sistema ginecológico estagnado, a mulher fica sem o ciclo menstrual, sem suas fases, sem notar a influência lunar em si, e perde a oportunidade de se apropriar das revelações que esse oráculo traz. O sangue chamado de "menstrual", que se apresenta no intervalo das cartelas de pílula anticoncepcional, por exemplo, não é menstruação do ponto de vista biológico e clínico, pois não há ovulação para que todo o processo ocorra até a camada do endométrio se soltar e virar sangue menstrual. Trata-se de um sangramento de privação, que surge quando os níveis dos hormônios sintéticos contidos nas pílulas caem.

A relação entre mamas e útero, e o fato de ficarem mais sensíveis no período pré-menstrual, conforme expliquei no capítulo anterior, também tem sua base nessa conexão entre o centro energético uterino e os chakras. Além das memórias de dor que o órgão está guardando e projetando nas relações da mulher, a frequência do centro energético se comunica com o chakra cardíaco, que irradia as dores do feminino registradas nele. Mamas e útero estão interligados, basta observarmos a velocidade como elas se preparam para oferecer o leite materno logo depois do parto. Existe uma comunicação entre ambos.

Útero

Quando falamos de problemas que se desenvolvem especificamente no útero, como endometriose, miomas, abortos espontâneos sucessivos etc., é preciso olhar para nossa ancestralidade, sobretudo para o primeiro contato com a força feminina que nos deu a vida: nossa mãe. Observar a relação com a nossa mãe traz muitas informações sobre a nossa relação com o feminino de maneira geral.

Quando carregamos mágoa, rancor ou sentimento de rejeição em relação à mãe, a vida fica conectada a essa dor, pois essa relação também influencia todos os nossos outros relacionamentos e nossa visão sobre amar, e principalmente, sobre amarmos e aceitarmos a nós mesmas. E assim nasce boa parte dos problemas ginecológicos relacionados ao útero.

Recomendo a todas as mulheres que desenvolvem problemas no útero a buscarem a constelação familiar como recurso de entendimento, ressignificação e cura nessas relações. A técnica abre questões ocultas da nossa alma, e da alma de ancestrais, que podem estar ressoando em nossas atitudes e comportamentos hoje. A terapia pode complementar o processo do autoconhecimento cíclico em casos obscuros, trazendo à tona a origem emocional do problema (fato doloroso, situações vividas traumáticas, questões de nossas ancestrais mal resolvidas, que deram início à somatização). Além disso, é importante buscar uma alimentação específica, prescrita por um nutricionista que entenda de hormônios e tratamentos naturais, se houver incômodos físicos gerados pelo problema que se apresenta. No caso de sintomas agudos, a alopatia pode saná-los mais depressa.

Mulheres que passaram pela histerectomia

Ao falar sobre o útero, é importante que façamos uma reflexão sobre a histerectomia. Acompanho muitas mulheres que passaram por essa cirurgia, que consiste na retirada de útero, trompas e ovários – estes dois últimos apenas quando necessário, e aí a cirurgia é chamada histerectomia total – e que não entendem por que, mesmo depois do procedimento, novas questões ligadas ao sistema ginecológico continuam a surgir.

Isso pode acontecer porque fazer uma cirurgia de remoção de útero, trompas e ovários, quando a mulher ainda está em idade fértil, implica em uma menopausa precoce forçada. Assim, ocorre a aceleração de uma fase para a qual ela e até o corpo não estão preparados. Alguns sintomas do climatério (período em que o corpo se prepara para a menopausa), como as ondas de calor, a insônia e a secura vaginal, por exemplo, surgem, pegando as pacientes desprevenidas.

Nesses casos, eu recomendo e apoio a reposição hormonal sintética, pois essas mulheres tiveram seus ciclos interrompidos de maneira brusca e precoce, "furando a fila" da ordem cronológica. Isso pode antecipar outros problemas de saúde que só apareceriam em idade mais avançada, quando uma série de hormônios não está sendo produzida. É comum que mulheres histerectomizadas jovens sofram de osteoporose, por exemplo.

Observar a relação com a nossa mãe traz muitas informações sobre a nossa relação com o feminino de maneira geral.

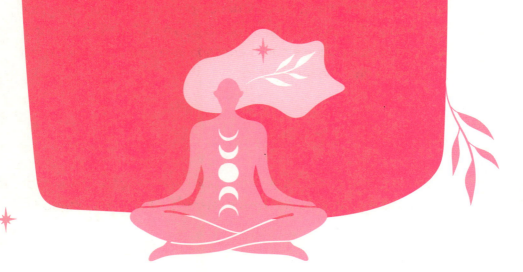

Nos aspectos emocional, psicológico e energético, vamos lembrar que esse corpo que nasceu com útero, ovários e trompas tinha todo um trabalho intenso e importante, um sistema preparado desde que estávamos sendo geradas no útero da mãe, e que, de repente, não está mais ali, desapareceu. Por isso, uma espécie de melancolia costuma aparecer nessas pacientes, quase um processo de luto, ainda que inconsciente.

Enfatizo o quanto é fundamental mulheres histerectomizadas aprenderem a fazer o autoconhecimento cíclico mesmo não menstruando. Esse processo de desenvolvimento é a chave para despertar a sabedoria feminina, que é intimamente conectada a esse centro energético que permanece vivo independentemente da presença do útero no corpo. E é esse autoconhecimento que permite acessar a origem emocional do problema que acarretou a histerectomia. Como já disse anteriormente, essas mulheres podem se guiar pela Lua do Céu para perceber todas as influências e avaliar como se sentem ao longo de cada ciclo.

Sem essa abertura para entender melhor a si mesma, a mulher continua carregando dores e pesos inconscientes e até repetindo padrões de comportamento que podem somatizar em outros órgãos e sistemas, por isso a importância de continuar a compreender seu âmago. Entender como a Lua do Céu a influencia, ter autopercepção de sua psique e corpo em cada fase promove a reconexão feminina à qual me refiro tanto.

Ovários e trompas

Ovários e trompas simbolizam o poder de criação, criatividade, expansão e expressão de dons e talentos. Quando isso tudo fica tolhido em nós, por qualquer que seja a razão, é comum que sejam os ovários e as trompas a nos dar sinais de que algo precisa mudar, pois estamos sem aquela alegria de viver, sem nos autorrealizarmos.

A essência feminina requer liberdade de criação e expressão. Podemos usar o nosso poder racional, mental, e trazer características da energia masculina sempre que precisarmos, até porque essa força é essencial para a nossa realização também. Mas quando estamos vivendo há um certo tempo somente na atmosfera racional, sem descanso da postura do "ter que fazer, ter que dar conta, ter que se conter, ter que calcular tudo à nossa volta", nos sentimos mais cansadas, ansiosas e sobrecarregadas. E os ovários e as trompas sentem tudo isso e reclamam através de irregularidades; é um pedido de socorro. Problemas com fertilidade, cistos, amenorreia (ausência de menstruação) e dor ao ovular indicam que precisamos desacelerar, desconectar da mente na medida do possível, meditar e, principalmente, incluir atividades que nos deem prazer e nas quais possamos colocar nossa força criativa.

São os hormônios dos ovários que também estimulam a nossa libido. E aqui me refiro não apenas ao desejo sexual, mas a uma visão mais ampla da libido, como a energia de vida e da disposição, uma força que nos impulsiona a desfrutar da vida.

Nossa libido está diretamente conectada ao nosso sentimento de felicidade e realização. Quando estamos felizes e realizadas de alguma maneira, aí sim temos a verdadeira libido, aquela que nos faz amar a vida e, por consequência, nos faz querer amor com quem amamos ou por quem sentimos atração. Se está tudo bem, ela flui de maneira natural por todas as áreas da vida.

No início do livro, compartilhei com você que a minha jornada até a Ginecologia Emocional® começou graças à busca pela cura dos meus ovários. A partir da descoberta magnífica e presente sensacional que é nascer em um corpo de mulher que traz embutido toda essa enciclopédia sobre nós, eu pude encontrar as respostas que tanto buscava.

Por dezesseis anos tomei pílula por causa do meu diagnóstico de SOP e, todas as vezes em que eu tentava ficar sem o medicamento, todos os efeitos colaterais voltavam: muita enxaqueca, cólica, acne no rosto e nas costas, além de uma TPM muito forte.

Durante o processo de reabilitação do meu acidente, comecei a ter uma nova percepção do meu corpo, percebendo quão rápido ele se regenerou a partir do momento em que aceitei tudo o que aconteceu. Meu corpo respondeu aos meus sentimentos positivos e impressionou a equipe médica que me acompanhava e que havia feito diversos prognósticos desoladores que nunca se concretizaram. Tudo graças a essa ligação incrível entre nossas emoções e o corpo físico.

Um ano depois do acidente, durante uma meditação, tive um clique: *a pílula não estava funcionando, não estava me curando*. Fui invadida por uma urgência de mudança. Nesse processo, percebi o quanto meus comportamentos, a minha vida, como eu me sentia e como eu me relacionava com meus pais e com os homens ao meu redor tinham me deixado doente – e como aquilo estava se concentrando nos meus ovários.

Tive de olhar para o meu passado e para todas as situações que enfrentei sendo mulher (violência verbal, preconceito, assédio, abuso, machismo) e avaliar como me sentia nos relacionamentos abusivos que vivi, sem o mínimo de amor-próprio e autoestima, para compreender na prática que quem tinha os antídotos que curariam minhas irregularidades e encerraria minha dor era eu mesma.

Compreendi que todas as vezes em que algo não ia bem no meu trato ginecológico e no meu ciclo menstrual era porque algo também não ia bem no meu relacionamento com o meu feminino. Se eu não conseguia expressar a minha verdade, e minha energia vital era abafada por relações que não me preenchiam plenamente, o corpo achava uma forma de contar.

A cada observação sobre o meu próprio corpo, a cada prática e hábito que mudei conectando-os às questões ginecológicas e aos meus relacionamentos, pude perceber nitidamente mudanças no meu corpo, nos meus relacionamentos e em como eu lidava e percebia minhas emoções em vários âmbitos da vida.

A grande descoberta que acessei após tudo isso foi que eu nunca tive SOP. Depois de compreender e entrar em harmonia com meus ciclos, tudo mudou. Todos os diagnósticos feitos ao longo de dezesseis anos que me fizeram refém dos anticoncepcionais hormonais estavam equivocados. Sofri todo esse tempo tentando tratar um problema que nunca tive, pois a SOP é uma síndrome que, embora possa ser controlada através de um plano nutricional adequado, é um prognóstico sem cura. Quando voltei à ginecologista após dois anos sem pílula, o diagnóstico foi negativo para SOP – algo que não pode ser explicado pela medicina tradicional.

Um dos erros do meu diagnóstico foi a falta de exames de imagem para confirmar se eu realmente possuía a síndrome. O ultrassom não é o exame mais seguro porque muitos radiologistas lançam no laudo como microcistos algumas alterações perfeitamente normais que aparecem nos ovários dependendo da fase do ciclo em que a mulher está. O ideal é que o médico, ao suspeitar de um diagnóstico como esse, peça também uma ressonância magnética para ter maior precisão e encaminhe a paciente a um endocrinologista que possa fazer uma bateria de exames mais específica.

Essa nova relação com meu corpo e com o meu sistema ginecológico permitiu que, aos 32 anos, eu florescesse como mulher.

Por isso, se hoje você sofre com questões ligadas aos seus ovários e trompas, convido-a a pensar em como está a sua energia de realização. Você está conseguindo expressar os seus dons, talentos e desejos com liberdade e acolhimento, inclusive consigo?

Vulva e vagina

E agora vamos falar sobre a ponte entre o nosso universo íntimo e sagrado e o universo externo e, como muitos se referem, mundano: a vagina. É através dela que a matéria-prima da vida chega até o útero, e é o canal pelo qual a vida chega naturalmente ao mundo. No que se refere ao nosso prazer sexual, hoje sabemos que o grande responsável pelos orgasmos femininos se encontra na vulva, tendo apenas uma parte externa e visível: o famoso clitóris. Embora já tivesse investigações a respeito do assunto desde o século II, só se tornou reconhecido a partir de 1998, graças a pesquisas recentes, como a da australiana Helen O'Connell,[18,19,20] mas ainda é um mistério a ser desvendado por cada uma de nós, visto que cada corpo e clitóris reagem aos estímulos de maneiras diferentes.

Quando analisamos as irregularidades que surgem tanto na vagina quanto na vulva, podemos relacioná-las à maneira como nos relacionamos com o sexo, com nossa sexualidade e com o prazer.

18 ALFAGEME, A. "Não é surpresa que não se conheça a anatomia do clitóris. É nossa herança cultural". **El País**, 1º mar. 2020. Disponível em: https://brasil.elpais.com/brasil/2020/02/28/eps/1582912339_151609.html. Acesso em: 10 nov. 2022.

19 COMO Freud criou um dos maiores mitos sobre o orgasmo feminino. **BBC News Brasil**, 3 jul. 2022. Disponível em: https://www.bbc.com/portuguese/geral-62029928. Acesso em: 10 nov. 2022.

20 PICHONELLI, M. Quem descobriu o clitóris? Homens disputam "paternidade" do órgão feminino. **Universa UOL**, 22 jun. 2021. Disponível em: https://www.uol.com.br/universa/noticias/redacao/2021/06/22/quem-descobriu-o-clitoris-homens-disputam-paternidade-do-orgao-feminino.htm. Acesso em: 10 nov. 2022.

Infelizmente, pela nossa cultura e ancestralidade colonizada, todas as mulheres sofreram algum tipo de abuso, e esses abusos deixam registros ancestrais que podem ser carregados e manifestados por nós e em nós. Os problemas ginecológicos que envolvem toda a vagina e o sistema que a vulva contempla (clitóris, glândulas de Bartholin, de Skene, por exemplo) falam a respeito dos bloqueios e problemas sexuais que temos. Boa parte das vezes, são respostas a traumas e experiências – conscientes ou não – pelos quais essa mulher passou.

Os tabus que envolvem sexo, crenças religiosas e a repressão que sofremos são fatores, permeados em nossa mente, que podem causar bloqueios na vulva e vagina. A maior parte das anamneses que faço com pacientes que sofrem com vaginismo, vulvodínia, infecções vaginais, bartholinite ou quadros de dor ou sangramento, durante ou após as relações, têm suas raízes emocionais em abusos e crenças que envolvem o sexo.

O tabu em acessar essa região ainda é tão forte que muitas mulheres desconhecem a própria região genital. O toque íntimo, a masturbação, é a principal via de autoconhecimento que as pessoas com sistema ginecológico podem ter, pois somente conhecendo o próprio corpo e essa região poderemos saber o que nos dá mais prazer ou o que nos incomoda.

O clitóris de cada mulher tem um tamanho, formato e terminações nervosas que reagem a estímulos diferentes, e ficam por baixo da pele da vulva, contornando quase toda a área em volta da entrada do canal vaginal. É um equívoco cobrar que apenas o parceiro conheça melhor o corpo feminino para que as relações se desenvolvam mais satisfatoriamente sendo que várias mulheres não conhecem o próprio corpo. Como já disse e reforço, cada mulher é um universo único, e isso se encaixa perfeitamente no que se refere ao nosso prazer sexual.

Recomendo, nesse verdadeiro processo de descobrimento, tanto a masturbação quanto o incrível mundo dos sex shops, que hoje trazem uma variedade de artigos que podem auxiliar nesse desvendar do prazer. Além de, é claro, olhar a vulva com um espelhinho – hábito que as meninas deveriam ter desde a infância, pois conhecer o aspecto da sua vulva (cores, formatos e texturas) é imprescindível para o seu autoconhecimento e autocuidado. É a partir desse conhecimento que, quando algo estiver diferente, você vai logo perceber e procurar seu ginecologista. Quando conhecemos nossa vulva, quebramos tabus e ganhamos prazer e autonomia.

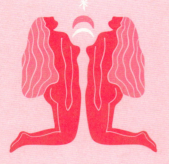

Quando a reconexão feminina acontece...

As infecções sexualmente transmissíveis são contraídas através de vírus, mas não são todas as pessoas que as contraem, mesmo tendo relações sem preservativos com parceiros ou parceiras contaminados. Porém, toda pessoa que contrai uma IST ganha também a possibilidade de revisitar sua história sexual.

Vejo muitas mulheres se culpando e com vergonha por terem contraído herpes, HPV e outras infecções do gênero, mas muito antes disso devemos nos perguntar: *O que esta infecção pede para eu avaliar no meu comportamento sexual?* Existe aí um chamado a compreender algo que não está claro e que nos deixa vulneráveis a relações sexuais literalmente doentes. Mas não adianta bater nessa questão sem desenvolver o autoconhecimento cíclico, ou não acessaremos as respostas às quais esse processo nos conduz. Ao contrário, entraremos em uma pilha racional errada que só nos leva a especulações, e não ao caminho de compreensão e cura.

A vagina e a vulva são verdadeiros portais de amor. Quando esses portais são feridos emocionalmente, eles vão pedir socorro por meio de uma IST. E essa IST não deve ser motivo de constrangimento, pois ela nos convida a repensar o que nos fere e a viver nossa sexualidade e prazer com liberdade, amorosidade e respeito, curando as dores da nossa alma que nos impedem desse deleite saudável e repleto de amor.

Se você já contraiu uma IST, sugiro fazer uma retrospectiva do seu histórico sexual, sem julgamentos. Veja a si mesma como alguém que agiu, e reagiu, conforme foi possível, de um modo que (não) lhe ensinaram a fazer e da maneira que você acreditou que deveria ser. E está tudo bem! Se quiser, você pode escrever uma carta a si mesma no passado, àquela mulher que se foi e que, hoje, lhe traz tanto aprendizado através da cura do seu feminino, corpo e vida! Escrever nos ajuda a perceber o que se passou, pois nos tornamos observadoras de nós mesmas; clareia pontos sombrios, traz importantes insights e pode ser muito curativo. Lembre-se: culpa, vergonha e constrangimento não cabem aqui, somos vítimas de um sistema social omisso no que diz respeito à educação e liberdade sexual com responsabilidade.

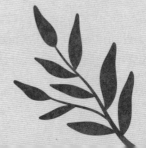

Quando conhecemos nossa vulva, quebramos tabus e ganhamos prazer e autonomia.

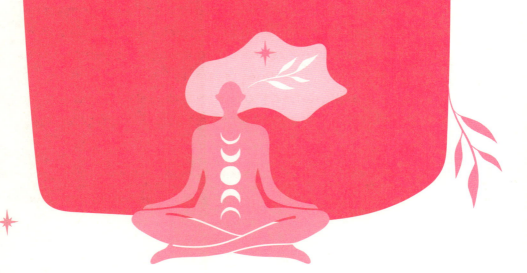

Climatério e menopausa: precisamos desmistificá-los!

As mulheres, em média, passam quarenta anos em idade fértil, período que se inicia com a menarca na adolescência e vai até a proximidade dos 50 anos.[21] Uma mulher entra de fato na menopausa após completar doze meses consecutivos sem menstruação. Todo o período pré-menopausa, ou seja, o climatério, que surge por volta dos 45 anos, quando normalmente o ciclo menstrual começa a ficar mais irregular, é quando aparecem os sintomas como calorões, sudorese noturna, entre outros. Muitas acreditam que os sintomas são da menopausa, mas na verdade eles são do climatério. Quando a menopausa se dá, eles já não existem mais.

Assim como acontece com a TPM, nós também somos estimuladas a encarar a menopausa como algo negativo quando, na verdade, representa o ápice da sabedoria feminina. Nas civilizações mais antigas, como os nômades turcomanos, sobretudo no século XIII, somente as mulheres que já estavam na menopausa poderiam ser nomeadas líderes de seus povos.

Nessa nova fase da vida, a mulher ainda sente a influência lunar em sua psique e disposição física, mas o corpo já dispensa a necessidade do ciclo menstrual. Isso proporciona uma nova dimensão de potencialidades que descobrimos e desenvolvemos ao nos conectarmos com nossas fases enquanto férteis.

Não é regra que todas terão sintomas durante o climatério. No meu trabalho com milhares de mulheres, vejo que, em geral, aque-

---

21 EXPECTATIVA de vida reprodutiva das mulheres aumentou nos últimos 60 anos, diz estudo. **Crescer**, 27 abr. 2021. Disponível em: https://revistacrescer.globo.com/Gravidez/noticia/2021/04/expectativa-de-vida-reprodutiva-das-mulheres-aumentou-nos-ultimos-60-anos-diz-estudo.html. Acesso em: 10 nov. 2022.

las que não têm estigmas com esse rito de passagem vivenciam-no com mais leveza, enquanto as que o veem exatamente como a sociedade moderna prega – o fim da beleza e da sensualidade feminina – têm tanta rejeição com essa ideia que o próprio corpo acaba criando mais problemas que o comum. Afinal, nossas emoções impactam nossa saúde.

Observo também que aquelas mulheres mais controladoras nos vários aspectos vida e as que tinham uma TPM fortíssima costumam fazer desencadear sintomas mais fortes no climatério – o que faz todo sentido dentro dos estudos da Ginecologia Emocional®, visto que a TPM traz tudo aquilo que precisamos entender e transformar em nossos comportamentos para que os sintomas cessem. Quando a mulher ignorou isso por tantas décadas, seja por escolha ou falta do tipo de informação que dissemino hoje, o climatério chega como uma TPM intermitente, gritando um pedido de autoconhecimento e ressignificação de sua trajetória ligada ao feminino.

Quando o climatério acontece naturalmente e na faixa etária esperada, o acompanhamento com um bom nutricionista pode ser a melhor solução. Ele é o profissional que oferecerá a melhor reposição hormonal e a reposição feita através de alimentos que contenham tudo de que precisamos nessa fase de transição. Atividade física e meditação entram no pacote também.

Quanto menos informação temos sobre esse momento tão importante, mais nos tornamos reféns dessa ideia absurda de que o climatério e a menopausa são o fim da mulher. Sim, estamos envelhecendo – aliás, desde que nascemos –, e o nosso corpo foi criado para seguir essa cronologia de mudanças biológicas. No entanto, essas mesmas mudanças trazem sabedoria para quem sabe recebê-la. E a maior delas, a que nos dará o aval de "grandes anciãs" no sentido mais amplo do termo, chegará somente nesse rito da menopausa, por isso é tão importante desmistificar essa passagem e honrá-la.

Honre os chamados do útero, dos ovários e da vagina

Esse poderoso centro energético que engloba o nosso sistema ginecológico tem tudo a nos ensinar. Tenho certeza de que, com todo o conhecimento que estou compartilhando agora, ficará mais difícil para você se sentir confortável em reclamar de qualquer irregularidade que ele aponte. Se você lembrar em que fase da vida teve determinado problema ginecológico e considerar todas as informações que eu trouxe nesta obra, sem dúvida nenhuma compreenderá e interpretará o ocorrido de maneira diferente. Seguir atenta ao seu corpo e a como ele fala com você sobre sua vida permitirá que lide com os percalços com mais consciência e honra – isso já ajuda, e muito.

Quando paramos de brigar com o que incomoda, tudo fica menos doloroso. Se não resistimos mais à nossa natureza e aos seus convites para viver em harmonia, o corpo dispensa certos desconfortos, que tendem a desaparecer à medida que nos conectamos com essa região que deixará de ser misteriosa para ser portal de revelações. Reforço o papel espiritual desses órgãos: sacramentar as maravilhosas potências femininas, exaltando sua sabedoria através de nosso corpo nesta existência.

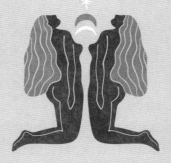

Quando a reconexão feminina acontece...

"Endometriose tem cura" tornou-se o mantra, a causa e o trabalho central da carioca Lidiane Gomes, que passou anos lutando contra uma endometriose severa. Ainda são raros os casos divulgados de endometriose totalmente revertidos, e o que explica isso é o grande volume de pacientes que, desesperadas com o diagnóstico e as dores provocadas pelo quadro, buscam solução na medicina alopática.

A Lidi tomou pílulas anticoncepcionais por muitos anos — recomendação comum nesse caso — e vivenciou uma série de cirurgias sem qualquer melhora significativa. Exausta de tudo, ela tentou outra via de cuidado e entendimento da endometriose, longe dos métodos tradicionais da medicina ocidental. Foi quando ela me encontrou nas redes sociais e fez parte de uma turma do workshop on-line da Ginecologia Emocional® em 2017.

A partir dos aprendizados desse encontro, ela entendeu que ressignificar a relação com a mãe fazia todo sentido. Parar com o anticoncepcional e mudar a alimentação, também.

A partir de um novo mundo desvendado, Lidi passou a ser ativista da urgência de um olhar integrativo e natural para curar a endometriose, e tornou-se prova viva de que somos capazes de curar o que, segundo algumas opiniões, seria incurável. A então aluna floresceu, especializou-se em tratamentos naturais ginecológicos e, hoje, ensina e inspira milhares de mulheres com endometriose através do perfil no Instagram @terapiasintegrativaseciclos.

Lidi cansou de ouvir e fazer sempre o mesmo sem receber novos resultados. Esse cansaço a impulsionou a olhar fora da caixa, e abriu novas possibilidades que a permitiu se abrir a elas. Foi esse cansaço que trouxe o caminho para seu verdadeiro alívio.

Se, assim como a Lidi, você estava cansada e buscava outro caminho de cura, fico feliz que chegou até aqui. Tenha certeza de que está a um passo de ver um novo mundo se desvendar à sua frente. Confie sempre.

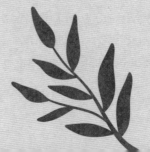

Quando paramos de brigar com o que incomoda, tudo fica menos doloroso.

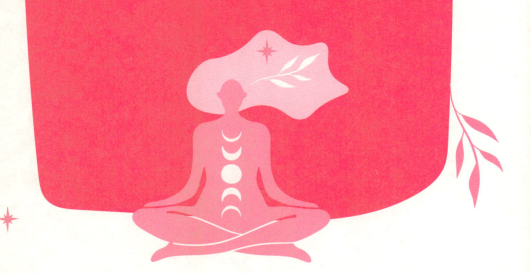

Capítulo 8

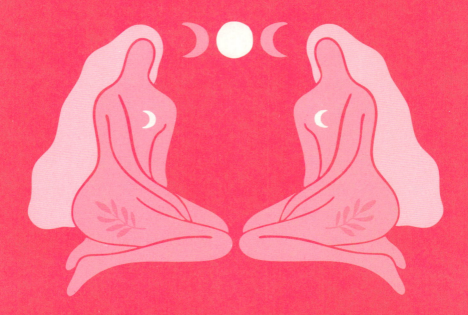

A reconexão feminina e os 3As

Todo esse caminho que percorremos em busca da reconexão com o nosso feminino e com todas as potencialidades que o autoconhecimento cíclico traz convergem para o que eu chamo de 3As, isto é, amor-próprio, autoestima e autoconfiança.

Os relacionamentos fazem parte da estrutura social humana, e sempre trazem informações valiosas que ajudam a identificar padrões de comportamentos, emoções e sensações vividas que explicam a raiz emocional dos problemas ginecológicos que nos acometem.

Sabemos que a mulher vive suas relações muito profundamente: com os pais, com os filhos, com os colegas, nas relações amorosas... todas essas experiências impactam sobretudo a maneira de se relacionar com a mente e o corpo. Como são as experiências negativas vividas e sentidas que o corpo somatiza, é nos relacionamentos que se encontram passagens que mostram a ausência nítida desses 3As na vida das mulheres.

Independentemente de nossa história biográfica, estamos em uma cultura de exclusão, preconceito e abusos há séculos. É algo que tenta nos diminuir simplesmente por sermos mulheres. Por isso, podemos dizer que já nascemos em um sistema que não nos ensina a nos amarmos e nos aceitarmos como somos.

Partindo desse princípio, poderíamos pensar: *Ah, mas então todas as mulheres deveriam estar doentes emocional e ginecologicamente, considerando essa somatização por ausência dos 3As*.

Só que não é bem por aí

Precisamos sempre lembrar que cada mulher é diferente, cada uma carrega sua ancestralidade e biografia únicas, e a forma de lidar com tudo isso, para algumas de nós, será mais sofrida, dolorosa; e a somatização pode trazer patologias que requerem cuidados, e até cirurgias. Já outras, terão apenas variações no ciclo ou infecções mais simples, mesmo que os traumas e históricos sejam muito parecidos. A prova disso é que irmãs gêmeas podem ter vivido, aprendido e passado por situações muito parecidas desde a infância, porém uma desenvolve câncer no útero e a outra nem cólicas tem. É muito comum observarmos grandes diferenças entre irmãos que, embora tenham quase a mesma experiência, analisam a infância, desenvolvem patologias ou têm relações com familiares de maneiras completamente distintas, o que mostra que cada ser humano reage e sente tudo em seu entorno de maneira muito particular.

Por isso, lembre-se sempre: independentemente da sua história biográfica, todas as pessoas com útero já vêm com uma grande missão em relação ao seu papel e lugar na sociedade contemporânea. Somos criadas com a visão de que estamos aqui para servir aos outros, que devemos cuidar e nos doar ao outro e evitar sermos vistas como egoístas e para sermos acolhidas e aceitas por todos. Observe como você tem se encaixado ou não nisso, e perceberá seus padrões de comportamento nos relacionamentos que mostram a ausência dos seus 3As.

Se há algum problema ginecológico que se repete em sua vida, se você se sente sozinha, sem apoio dos pais, sobretudo na infância, ou se você se sente vítima de questões abusivas, saiba que tudo isso está diretamente conectado a como você trata e vê a si mesma.

Como vimos nos capítulos anteriores, as irregularidades ginecológicas carregam mensagens sobre o nosso campo emocional. E, para encontrarmos a cura verdadeira, não basta apenas o tratamento clínico, é preciso interpretar esses sinais e chegar às origens emocionais que estão resultando na somatização de doenças.

Embora cada mulher tenha uma trajetória única, os casos de alunas e pacientes que acompanho mostram que o ponto comum para as doenças ginecológicas é que, de alguma maneira, elas viveram dores e traumas que minaram a própria força interna, sua conexão feminina e afetaram seus 3As – e continuam repetindo o mesmo erro, por isso existem tantos quadros crônicos e recorrentes.

Quanto mais tempo passamos com nossos 3As em déficit, sentindo-nos presas a relacionamentos e situações que nos tiram o brilho, a alegria de viver e de ser quem somos, maior será a recorrência e a persistência dos problemas ligados ao feminino. Nossos relacionamentos são como espelhos: refletem o que vemos, fazemos e sentimos por nós mesmas.

Amor-próprio, autoestima e autoconfiança: construa uma nova história para si

O primeiro dos três As é o **amor-próprio**. Como está o seu amor por si mesma? Você já parou para pensar do que se trata esse amor e por que parece tão distante tê-lo firmado nas suas ações e escolhas?

Vejo que existe uma grande confusão a respeito do amor-próprio, e essa distorção geralmente começa na infância. É comum confundirmos egoísmo com amor-próprio, como se não tivéssemos direito a fazer escolhas e impor limites por nós mesmas. É comum que os adultos, ao não terem certos pedidos atendidos, chamem meninas de egoístas, ou refiram-se ao comportamento de negação como feio, errado; quando é com os meninos, dizem que eles têm personalidade forte, que são levados. Desde a infância somos estimuladas a dizer sim o tempo todo. Esse aprendizado infantil se transforma em uma verdade irredutível e visão pessoal de que, para sermos aceitas, precisamos sempre agradar aos outros, mesmo que isso signifique abrir mão de nossas próprias vontades.

O amor-próprio aponta a nossa capacidade de discernimento e decisão para dizer "não" para o outro quando isso significa "sim" para nós.

Quando eu faço algo por alguém, e isso me faz bem; quando a troca que temos é baseada em uma relação saudável, está tudo certo. O problema é quando dizer "sim" ou satisfazer o outro significa aceitar algo agressivo e doloroso para nós mesmas. É essa imposição da vontade do outro sobre a nossa que carrega, na essência, a falta de amor-próprio.

E quando esse sentimento por nós mesmas está em falta, é mais difícil ter **autoestima**, já que ambos os sentimentos estão interligados e caminham juntos.

Muita gente confunde autoestima com vaidade, com cuidar da aparência física. Em um mundo no qual cosméticos, cirurgias plásticas e procedimentos estéticos prometem devolver nossa autoestima, é natural que passemos a fazer essa confusão conceitual.

Autoestima tem, sim, relação com autocuidado, pois o desejo de cuidar da pele, dos cabelos e do corpo associa-se a como sentimos o corpo em que habitamos e a quanto prezamos mantê-lo saudável, bem cuidado e bonito por consequência. Ao mesmo tempo, podemos passar horas e horas fazendo sessões e tratamentos estéticos, nos submetermos a procedimentos agressivos ou a práticas que levem ao "corpo perfeito", e isso ser, na verdade, um sinal importante de falta de autoestima. Ou seja, fazemos tudo isso porque achamos que a nossa versão original não basta.

Acompanhei e acompanho muitas mulheres que realizaram todos os procedimentos estéticos possíveis buscando autoestima e amor-próprio, mas nunca os alcançaram; mulheres que nunca estiveram verdadeiramente realizadas, porque as mudanças foram apenas do lado externo, enquanto o interno ainda se encontrava muito machucado. Essas mulheres, ao se permitirem viver uma nova relação com o feminino, ao olharem com amorosidade para os seus ciclos e experiências passadas, começarão a perceber que seus 3As estão muito mais associados à reconexão com sua essência, à autoaceitação e à cura de situações que as afastaram de seu feminino do que ao reflexo do espelho.

Quando temos autoestima podemos, sim, fazer tratamentos estéticos e assumir novos hábitos, mas a motivação é outra. Quando temos autoestima, essas decisões dizem respeito a querermos cuidar de nós mesmas, querermos melhorar ainda mais a nossa saúde e sensação de bem-estar. Tudo porque nos priorizamos, nos amamos. Afinal, a autoestima relaciona-se com como você se posiciona diante das situações, como você se prioriza, se valoriza e o quanto aprecia a si mesma.

Ao valorizarmos cada "sim" para nós mesmas e termos estima por quem somos e como somos, conseguimos desenvolver uma **autoconfiança** forte, imbatível.

Quando converso com meu público nas redes sociais e interajo com minhas alunas, a maioria das pessoas diz que lhes falta autoconfiança. Elas não se sentem seguras e confiantes para tomar decisões ou realizar as mudanças que querem. Acontece que a autoconfiança é resultado do amor-próprio e da autoestima.

Quando nos amamos, quando nos aceitamos, dizemos os *nãos* e os *sins* completamente necessários que por muito tempo não dissemos. Quando fazemos isso, passamos a nos valorizar, a saber o que fazer e ter força para agir, porque a relação conosco é o alicerce para tudo.

Os relacionamentos são os nossos espelhos. Quando a imagem que refletimos é de alguém digno de amor, respeito e aceitação, temos força para escolher e determinar se as relações que estamos vivendo nos fazem bem ou não.

É claro que fortalecer os 3As não é algo que se faça de um dia para o outro. É um caminho a ser percorrido por toda a vida, o qual se avança um pouquinho por dia. Por isso, sempre que você se pegar repetindo padrões de falta de amor-próprio, autoestima e autoconfiança, não sinta raiva de si, não caia na autocrítica e no autojulgamento.

Ao contrário, o primeiro passo é se acolher e reconhecer o quanto você já avançou até aqui. Afinal, você já consegue reconhecer que precisa de mais cuidado nesse trajeto. No passado, você nem percebia, e deixava as atitudes e situações que minam seus 3As passarem batidas. Mas agora você já tem um novo nível de consciência e, a partir dele, pode contar uma nova história.

Seja amorosa e paciente consigo, pois é assim que se começa a demonstrar e viver o amor por si mesma. Assim como seu campo emocional evolui, sua energia flui positivamente e conecta você a pessoas e situações que estão alinhadas à sua nova visão sobre si e sobre a vida.

Por que o autoconhecimento cíclico ajuda nesse resgate

Ao desenvolvermos o autoconhecimento cíclico, reconhecemos nossa essência feminina e masculina e despertamos potencialidades até então desconhecidas, mas que nos provam que nascer em um corpo que possui sistema ginecológico feminino é uma dádiva! Um presente que nos conduz a um divisor de águas sobre tudo o que pensávamos antes a respeito do nosso corpo, mente, energia e espiritualidade.

Ao percebermos a bússola comportamental que temos em nossos ciclos, o sentimento de autonomia e poder de decisão sobre as escolhas cresce, e é aí que passamos não apenas a honrar tudo isso, mas também a honrar quem somos exatamente como somos. O trajeto de desenvolvimento do método Ginecologia Emocional® coloca a mulher cara a cara com suas dores mais profundas, com seus relacionamentos mais dolorosos e com as situações que pedem resgate e atenção para que o corpo se cure das somatizações. Quando revisitamos nossas feridas dispostas a olhá-las a fundo, sentimos a força da coragem e dos 3As nos impulsionando a soltar as amarras que querem nos impedir de sermos autênticas. O resultado inevitável desse processo é reconhecermos a grande mulher que vivia escondida por trás de tanta bagagem pesada.

Com essa compreensão, a vida fica leve, ocupamos nosso lugar de observadoras de nós mesmas e passamos a olhar para as feridas como caminho de desenvolvimento e não de punição. Toda dor, seja ela na alma ou no corpo (ou em ambos), perde sentido quando compreendemos os fatos na perspectiva da observadora – e não mais no lugar de vítimas.

Ao reconhecermos o quanto somos abençoadas com um corpo que nos orienta e ainda conversa com a influência lunar, torna-se mais fácil perdoar e ser compassiva com aqueles que um dia minaram os nossos 3As com repetidos casos de violência cometida pelo masculino contra o feminino. Isso nos coloca em uma posição de força soberana, e somente quem viveu processos assim sabe quão linda é essa transformação.

Um convite para se libertar das dores do passado

Para ajudar você a transformar a sua relação com o amor-próprio, a autoestima e a autoconfiança, quero convidá-la a fazer um exercício profundo a fim de encarar os fantasmas que ainda hoje sugam a sua energia e o seu campo emocional.

Você poderá fazer esse exercício quantas vezes quiser. Faça sempre que perceber a repetição de comportamentos e sentimentos que a façam sentir que não é digna ou merecedora de amor, compreensão e acolhimento por ser exatamente do jeitinho que você é.

É importante que o faça em momentos sem interferência externa, pois é um encontro de você consigo mesma. Será uma experiência meditativa, com o objetivo de encontrar o caminho de cura para as dores do seu passado e perdoar os outros e a si mesma por tudo o que aconteceu para enfraquecer a sua autoconfiança, a sua autoestima e o seu amor-próprio.

Vamos lá?

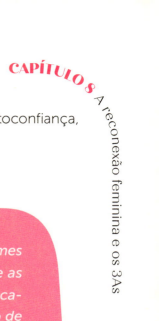

CAPÍTULO 8 A reconexão feminina e os 3As

> *Pegue uma folha em branco e escreva os nomes das pessoas, descreva as situações e relate as coisas que ouvia e que magoaram e machucaram você física e emocionalmente ao longo de sua história. Escreva tudo no papel, sem se preocupar com o jeito que está anotando. Deixe tudo fluir, expulse todas as emoções e os sentimentos ruins, e transfira-os para o papel. Deixe que a folha tire esse peso de dentro de você e do seu coração. Não reprima o choro, náusea ou medo que possam aparecer, você é maior que esses desconfortos passageiros e se dispõe a fazer o exercício porque está pronta para dar início às mudanças de que tanto precisa.*
>
> *Depois de escrever todas as situações e todos os nomes daqueles que lhe machucaram, dobre bem esse papel e o pique completamente. Coloque intenção nesse gesto, porque significa que todas essas lembranças e situações não são maiores do que você. Ao contrário, você é muito mais forte do que elas, e por isso decide não viver mais à sombra dessas marcas.*

171

Com todas essas dores e traumas rasgados, quero que você se desfaça deles, então busque um recipiente e local seguros para queimar tudo. Enquanto observa o fogo – que tem um incrível poder de transmutação –, firme no pensamento ou repita em voz alta: **"Agora sigo o meu caminho com leveza e construo uma nova história de mãos dadas com meu amor-próprio, minha autoestima e minha autoconfiança. Seguimos juntos em comunhão e com muita gratidão a esse passado agora curado".**

Ao fazer isso, você está se libertando de tudo e de todos que algum dia lhe fizeram sentir que você valia ou merecia menos.

Esse exercício parece simples, mas é muito intenso emocionalmente porque promove uma verdadeira transformação interna. Ao colocar no papel os seus sentimentos e as situações dolorosas que fizeram parte da sua biografia, você conseguirá olhá-las pelo que elas de fato são: uma parte da sua história. ***Tudo o que aconteceu trouxe você até aqui, mas você escolhe como serão os próximos passos.***

Dentro de você há uma força infinita, uma capacidade de criar e experimentar a vida em plenitude. *Não desperdice esse presente.*

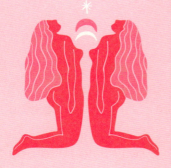

Quando a reconexão feminina acontece...

Na infância, os pais abriam a casa para amigos jogarem cartas. O grupo era majoritariamente masculino, e seu pai, o anfitrião. Sandra cresceu nas rodas de jogo, e no colo de um certo "amigo" da família.

O colo evoluiu para "brincadeiras" que na verdade eram abusos sexuais aparentemente nunca percebidos pelos seus pais. Sandra cresceu com as memórias dessa violência e o corpo exteriorizava a profunda dor em infecções vaginais recorrentes e muita culpa, algo comum entre as vítimas de abusos. Mas o que mexia com ela era que as memórias vinham cheias de prazer — culpa e prazer, uma estranha ambiguidade. Esse é um tabu raramente trabalhado com vítimas como Sandra: sentir prazer durante o abuso.

O caminho de ressignificação da infância e de compreensão dessa ambiguidade tão sofrida para ela veio por meio de um importante trabalho em uma constelação familiar. Ali ela pôde olhar, honrar e amar seus pais inclusive durante essa fase tão vulnerável e conturbada de sua infância, e também pôde olhar para esse abusador com perdão e compaixão, resultando no resgate de seus 3As.

Quando uma mulher é abusada, seu amor-próprio, autoestima e autoconfiança parecem muito distantes, impossíveis de se resgatar. Os sentimentos em relação ao nosso gênero, corpo e sexualidade tornam-se nocivos e, se não trabalhados, podem se converter em problemas e síndromes de ordem psíquica.

Sandra levou muitos anos para olhar para si nessa situação e teve muita coragem em assumir suas sensações sobre o ocorrido. Levantou na Ginecologia Emocional® a pauta do prazer seguido de culpa – corriqueiro em vítimas de abuso –, assunto que requer acolhimento, nunca julgamentos. Através de sua coragem, transformou o meu olhar e acalento com outras vítimas.

A história de Sandra foi transformada, e seu relato se tornou importantíssimo no desenvolvimento do meu trabalho.

Nossos relacionamentos são como espelhos: refletem o que vemos, fazemos e sentimos por nós mesmas.

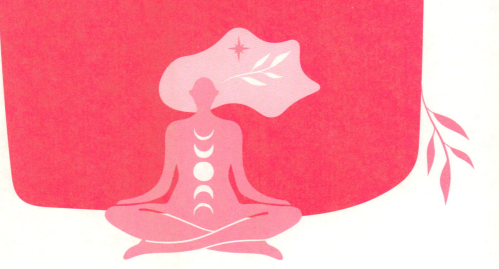

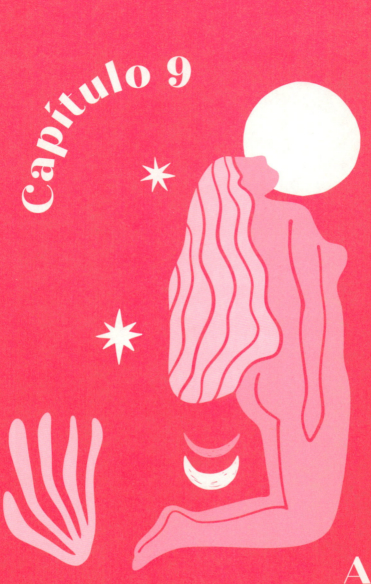

Após ler e compreender tudo o que lhe apresentei até aqui, tenho certeza de que muito reverberou e fez sentido na sua história, nas experiências que você viveu em seus ciclos, ritos e questões ginecológicas. E agora já sabe que nada aconteceu por acaso, nem o que passou e sentiu, nem o fato de este livro ter chegado às suas mãos neste momento. Algo em você já estava ascendendo para o seu despertar, apontou a direção e a conectou com essa visão antes mesmo de você ler cada capítulo.

Esse é o primeiro sinal de que a reconexão feminina de que precisamos já está acontecendo, agindo sorrateiramente em nós através da intuição, da energia e do fluir do nosso amor. Atraímos aquilo que vibramos, e sua consciência vibrou para esse mundo se abrir. Costumo dizer que dar esse passo, buscando e se conectando com pessoas e ferramentas que nos levam em direção à nossa intuição e ao nosso coração, já é metade do caminho a ser percorrido rumo aos 3As, à cura e à autonomia feminina.

Então, antes de tudo, receba aqui meu abraço e meus parabéns! Se muito está sendo esclarecido com o que discutimos até agora, o mérito é todo seu! Você chegou até aqui por si mesma e reconheceu os sinais do seu corpo.

Não tenho dúvidas de que você chegou aqui no último capítulo com três pontos fundamentais bem claros e vivos sobre toda esta jornada:

🦋 **Não existem respostas prontas sobre a raiz emocional dos problemas ginecológicos nem tratamentos milagrosos;**

🦋 Cada mulher é única, e as respostas e tratamentos dependem do nosso movimento em direção a descobertas internas essenciais. A Ginecologia Emocional® não é uma enciclopédia que podemos consultar acerca das doenças ginecológicas e encontrar um significado igual para todas as mulheres. Ela é uma ferramenta inicial, base da nossa enciclopédia particular que ajuda no caminho de nos tornarmos especialistas em nós mesmas. **Para chegar às respostas que buscamos ou à transformação de que precisamos, aprender a fazer nosso autoconhecimento cíclico minuciosamente é fundamental.** Sem isso, nada vai acontecer. O autoconhecimento cíclico, aprendido na íntegra, é a única chave que a levará ao caminho certeiro da cura e da autorrealização íntima e pessoal a partir desse verdadeiro oráculo que você recebeu quando nasceu com útero. Mesmo as pessoas que já não menstruam poderão, ao reencontrar suas fases, entender sua psique seguindo os ciclos lunares;

🦋 **Você é a sua cura! Ninguém pode fazer esse processo por você. E o mais importante: nenhuma doença vem como punição, mas para lhe despertar.** Por mais delicado que seja seu quadro, por mais que você se sinta impotente,

CAPÍTULO 9 A sua reconexão feminina já começou!

exausta e cansada de não encontrar uma solução, você chegou até aqui. E chegar até aqui, repito, a meu ver, é um enorme movimento de cura, e isso merece ser celebrado! Lembre-se de que você se abriu a esta perspectiva, decidiu olhar para as dores da sua alma. Sentir dores no corpo e reviver situações difíceis que esse percurso requer não é tarefa fácil, mas vale a pena. É libertador. E somente você pode fazer isso por si: você é a sua cura e já acionou essa frequência em toda a sua linhagem ancestral – que está lhe apoiando, tenha certeza –, no seu campo energético e no seu útero.

Esteja consciente de que, uma vez inserida nessa atmosfera, conectada com seu centro energético uterino e sabendo decifrar sua linguagem, o seu desenvolvimento nunca terá fim, pois esse autoconhecimento se transforma e evolui junto com você a cada mudança. O corpo conversa conosco sobre o que já vivemos e não curamos através de doenças/somatizações já consagradas, e sobre o que está acontecendo agora através de problemas crônicos ou desconfortos físicos e no ciclo, que em um momento podem até parecer normais, mas não devem ser normalizados. Mesmo uma aparentemente simples enxaqueca traz uma mensagem que pode ser reconhecida, trabalhada e cuidada, refletindo os seus hábitos cotidianos.

Eu mesma falo isso a meu respeito, estou aprendendo a cada dia: a cada dor, a cada sintoma, a cada mensagem nova e diferente que meu corpo precisa me trazer para eu não me desconectar do que me faz bem, do que preciso e mereço em cada momento da minha caminhada nesta existência. Nem sempre eu sei tão claramente o porquê de cada coisa. Minha mente, muitas vezes, tenta interpretar o acontecimento, mas é apenas nos meus Tempos

Para Mim que a sábia bruxa que habita aqui dentro permite que minha intuição mostre a realidade... Posso levar meses para ter a resposta sobre um corrimento que surgiu ou ter um insight sobre algo que senti tempos atrás. Porém, também entendo que essas mensagens e interpretações têm seu momento de se apresentar, e esse é o tempo de que preciso para estar pronta para recebê-las.

A espiritualidade que guia isso tudo, que nos guia, sabe quando estamos prontas para perceber, receber e viver qualquer coisa que a vida queira nos dar. Portanto, lembre-se sempre: a reconexão feminina é um despertar mágico, divino, verdadeiro e muito amoroso, contanto que você confie em si mesma, seja paciente consigo e observe quando sua mente lhe sugestiona algo ou sua intuição lhe aponta a natureza das coisas.

A medicina moderna e a Ginecologia Emocional® caminham sempre de mãos dadas

Nunca se esqueça de que a medicina moderna nasceu para salvar vidas, ela existe para nos auxiliar, e a alopatia é muito bem-vinda, desde que trabalhada com discernimento, respeitando quando e como devemos usá-la. **A Ginecologia Emocional® não defende o uso exclusivo de tratamentos naturais, alternativos, holísticos e terapêuticos, e não exclui a alopatia. Muito pelo contrário, ela defende o direito das mulheres de desenvolver o autoconhecimento para retomar seu poder de escolha com propriedade, podendo debater com médicos e especialistas de diversas áreas qual seria a linha de tratamento ideal para si mesma, respeitando seu corpo, seu tempo e suas necessidades.**

Somente a medicina moderna, com sua tecnologia embasada na ciência, pode dar o diagnóstico correto e revelar a situação exata de um quadro clínico e sugerir as medidas práticas necessárias para atuar no controle da doença sem riscos para a paciente. E essa parte ninguém mais pode fazer. Não adianta ter um diagnóstico de endometriose avançada, por exemplo, que já se encontra em estado crítico em outros órgãos fora do sistema ginecológico, e seguir tratando somente com vaporizações uterinas (tratamento natural e ancestral muito procurado e que requer acompanhamento de uma profissional gabaritada). As vaporizações vão auxiliar no tratamento e na autoconsciência acerca das dores emocionais que envolvem o quadro, mas a cirurgia, quando recomendada, faz parte do protocolo de reparação da doença e melhora a qualidade de vida da paciente.

Você pode, sim, associar linhas diferentes de tratamento sem que uma interfira na evolução da outra, mas sempre com acompanhamento especializado, ok?

Quando recebemos um diagnóstico que não nos convence ou a recomendação para cirurgias e tratamentos mais invasivos e que não nos agradam, devemos fazer o que já sabemos ser o processo correto: consultar pelo menos mais três especialistas antes de seguir com a recomendação. Quando não nos sentimos confortáveis nessas circunstâncias, devemos seguir nosso coração e intuição e buscar outras vias, opiniões e alternativas, até que tudo se encaixe e nos sintamos cuidadas. Devemos seguir no caminho que nos é confortável, mas sem pôr nossa saúde em risco.

Existem muitos erros de diagnóstico, sim. Mas apenas toda a tecnologia da ciência é que poderá nos diagnosticar corretamente. Não desista. Procure recomendações de bons profissionais. Existem muitos médicos que de fato acreditam que a pílula e o DIU hormonal são a solução para muitos problemas ginecológicos, contudo, também já surge um grupo que olha fora da caixa e trabalha bem próximo do que falamos aqui.

A maior parte das histerectomias realizadas no Brasil ainda são feitas sem real necessidade. Porém, a menor parte que tem indicação precisa mesmo ser realizada pelo bem da paciente. Então, mesmo que você já se sinta frustrada com todo esse sistema, não desista, pois você precisa dele. Só é necessário saber como dialogar com os profissionais que a acompanham e aprender a lidar com cada linha de tratamento para usufruir e se beneficiar delas.

O sistema de saúde deve nos atender e, para que isso seja possível, para que sejamos atendidas conforme merecemos e precisamos, temos de nos conhecer, entender nosso corpo e buscar informação para poder cobrar do sistema os caminhos adequados.

Conforme afirma a médica ginecologista Débora Rosa, do Rio de Janeiro, minha aluna, amiga, e que, assim como muitos ginecologistas, já atua em sinergia com a Ginecologia Emocional®:

> Os atendimentos ginecológicos só vão mudar a favor da mulher quando a demanda nos consultórios mudar, e isso já está acontecendo, Kareemi. As mulheres já estão se informando e já não aceitam sair do consultório com uma amostra grátis de anticoncepcional como solução para tudo. Então os ginecologistas vão ter que mudar a maneira de atender em poucos anos.

O que fizemos juntas aqui, neste livro, foi abrir as cortinas desse sistema, das alternativas disponíveis e do que precisamos retomar para seguir harmonizando todos os lados em prol da saúde e reconexão feminina.

Meu corpo, minhas regras. Já falamos disso, lembra?

A reconexão feminina é um despertar mágico, divino, verdadeiro e muito amoroso.

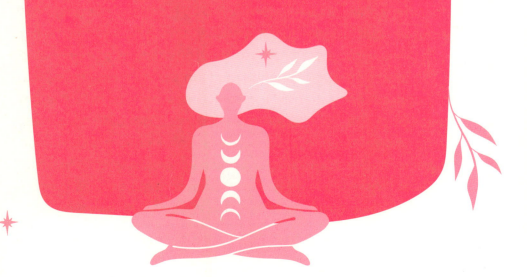

Cabe aqui reforçar que a verdade dessa fala é exclusiva a quem realmente tem propriedade sobre seu corpo, quem se conhece. Faça disso uma realidade e pratique-a com responsabilidade. Autodiagnóstico nunca ajudou ninguém (lembre-se do meu próprio caso com herpes e tantos outros que você deve conhecer). Ficar no "achismo" sobre o que você tem ou por que sente dor em determinado período não é inteligente nem seguro. Nunca devemos fazer automedicação ou uso de qualquer tratamento ou terapia sem prescrição e acompanhamento de um bom profissional.

Se você trabalha com mulheres em qualquer área e quer aplicar os fundamentos da Ginecologia Emocional®, é simples, comece por você!

Isso significa que só podemos levar alguém até onde chegamos dentro de nós. E respondo isso a todas as ginecologistas, terapeutas e coachings que me procuram perguntando se o workshop da Ginecologia Emocional® as capacita para aplicar tudo depois.

O workshop não é uma capacitação; é um curso de autoconhecimento. No entanto, assim como eu e outras alunas (algumas inclusive cujas histórias eu compartilhei), nunca houve uma mulher que tenha vivido esse processo na profundidade que apenas o curso oferece e que não tenha mudado sua vida. Essa mudança, por consequência, transpõe o campo pessoal e passa a fluir em todos os outros, sobretudo no profissional. Com base no que estamos desenvolvendo, esses fundamentos adentram o campo do trabalho. As que atuam junto a outras mulheres, inserem o assunto, explicam sobre o que de fato têm conhecimento e confiança para compartilhar. E é muito comum que aquelas que atuam no setor corporativo, ou em atividades que exigem muito do seu racional e disposição, reflitam sobre fazer uma transição de carreira que deixe esse feminino fluir de maneira mais leve.

Meu objetivo com o workshop e com este livro é ajudar as mulheres a se tornarem especialistas em si mesmas. Os resultados disso são transcendentais, e é impossível uma mulher viver um divisor de águas que é esse processo e não desejar criar um oceano que inunde todas as outras.

Você é a sua cura, mas, a partir da sua, todo o feminino coletivo será beneficiado.

Há alguns anos, uma enxurrada de mulheres que seguiam minhas redes sociais – e que nunca havia passado pelo curso ou tinham certo conhecimento sobre a abordagem deste método – começou a copiar textos e informações da minha página e publicar em suas redes. Não vejo problema algum quando utilizamos um texto na íntegra e publicamos com os devidos créditos, aliás, eu acho isso maravilhoso, pois leva informação para pessoas que não estão conectadas comigo. Mas parte delas alterava os textos incluindo informações que não são da Ginecologia Emocional®, prática que rejeito e que pode, inclusive, fazer este trabalho parecer falso, sem embasamento.

Por um cuidado com a integridade desse meu fazer, tudo referente ao método, inclusive a marca, foi registrado e, hoje, está sob proteção das leis de direitos autorais. Isso garante a fidelidade ao trabalho construído, protegendo a idoneidade dele e reforçando a minha responsabilidade com as informações compartilhadas. Com essa formalização, aconteceu um fenômeno lindo: outras marcas e trabalhos únicos nasceram a partir do aprendizado no workshop; insights de mulheres que viveram revoluções a partir da experiência que compartilhamos em meu treinamento.

E essa é a minha história também, e por isso criei este livro e compartilhei meu trabalho. A partir do meu encontro com a Anna Sazanoff e da base que a Ginecologia Natural me trouxe, entrei nos porões mais profundos de mim e ressurgi nova! Todas as descobertas me conduziram a criar, de maneira despretensiosa, esse trabalho que cresceu a ponto de se tornar maior que eu mesma! Ao observar que muito do que eu explicava era sobre psicossomática, nasceu o nome Ginecologia Emocional®. A meu ver, traduz perfeitamente o que ele é, além de provar minha máxima: **a ginecologia é emocional**.

Honro e agradeço à Anna (e a tantas outras grandes mulheres que muito me ensinaram nesta jornada) como mentora e quem me entregou algo muito sagrado. Assim como muitas alunas que me agradecem e me honram em seus trabalhos, aprendi com Anna e segui minha jornada com esse sagrado traduzido de uma forma muito pessoal. Tomei esse caminho que se tornou o grande diferencial e fez tudo crescer tanto, sem nunca esquecer que a missão é mostrar que o útero é o verdadeiro coração de quem vive com sistema ginecológico. Ele sente tudo o que sentimos.

O futuro é feminino

Você já viu ou ouviu essa frase?

Quando pensamos que o futuro é feminino, não significa que ele seja dominado por mulheres, e sim que a energia que deve permear nossas ações é justamente a feminina, representada pela colaboração, cuidado, partilha e amor. E isso não exclui as características masculinas. Há muitos anos, vivemos em um presente masculino deturpado, comandado pela competição, ambição e materialização de maneira adoecida.

O movimento feminista consciente trabalha para isso e por isso. Quando ganhamos consciência de nossos ciclos, luas, dores da alma e comportamentos traduzidos nesse oráculo que possuímos, já estamos colaborando com esse futuro. Partindo do individual, fazemos parte da construção cujo efeito é coletivo.

Alguns países como Japão, Indonésia, Taiwan e Coreia do Sul, por exemplo, já oferecem licença remunerada às trabalhadoras no período menstrual, tema que vem levantando discussões também na Europa,[22] e espero que siga em expansão. Alguns oferecem um dia; outros, dois. Eles já vivem em um olhar feminino que legitima nossa necessidade de relaxamento e repouso nesses dias e, mesmo que ainda não disponibilizem o tempo ideal de repouso, vejo como um excelente começo. Nos países escandinavos, cuja cultura descende do povo viking, uma sociedade igualitária, o sistema social não possui diferenças entre gêneros no que se refere aos salários, cargos e leis. Noruega e Islândia, por exemplo, são dois dos quinze países que oferecem licença paternidade remunerada.[23]

Estamos muito longe disso no Brasil?

Depende. Para mim, o que pode mudar uma sociedade não são seus governantes, e sim a própria sociedade, que não só os elege, como também deve lutar, cobrar e requerer mudanças. Acontece que, sem conhecimento, informação e políticas públicas – os quais devemos construir participando ativa e politicamente – não temos como promover mudanças estruturais que vão transformar uma

---

22 WELLE, D. Licença menstrual: benção ou maldição? **IstoÉ Dinheiro**, 15 maio 2022. Disponível em: https://www.istoedinheiro.com.br/licenca-menstrual-bencao-ou-maldicao/. Acesso em: 11 nov. 2022.

23 MCCARTHY, N. 15 países com maior tempo de licença paternidade. **Forbes**, 26 ago. 2015. Disponível em: https://forbes.com.br/listas/2015/08/15-paises-com-maior-tempo-de-licenca-paternidade. Acesso em: 11 nov. 2022.

sociedade machista em um lugar de igualdade entre gêneros, com oportunidades e cuidados para todos.

Eu, como mulher, mãe, jornalista, pessoa com deficiência e criadora da Ginecologia Emocional®, me vejo cercada de desafios sociais, assim como você também deve se ver dentro da sua realidade. Nestes anos todos fazendo este trabalho e sempre buscando quebrar tabus acerca da menstruação e do uso indiscriminado de hormônios, acredito que a grande escala na mudança de opinião da população, de governantes e das instituições será alcançada juntamente do crescimento de políticas públicas menstruais.

A educação menstrual deve fazer parte dos programas de educação sexual básicos. Isso porque é ensinando meninos e meninas sobre o ciclo menstrual que os conscientizaremos quanto a tudo o que o tema envolve. Com esclarecimento, sem tabus, abordando métodos contraceptivos de maneira consciente, e mostrando aos meninos que esse cuidado não fica só com as mulheres. Prevenir uma gestação indesejada não é responsabilidade exclusiva de quem tem útero, mas de qualquer pessoa que esteja apta biologicamente a conceber um ser humano.

Quando tratados de maneira correta e educativa, esses assuntos perdem seus tabus, derrubam o poder da ignorância e se tornam naturalmente parte da nossa realidade. As meninas crescem respeitando os ciclos, se conhecendo; e os meninos também passam a respeitar e a saber lidar melhor com as fases das mulheres quando adultos. Essa atitude ainda promove relações, sejam amorosas ou não, com diálogo, respeito e compreensão sobre nossas alterações de humor e desconfortos ao longo do ciclo e climatério.

Se o futuro é feminino, e eu estou apostando nessa virada, acredito que, em algum momento da minha jornada, o caminho das políticas públicas cruzará o meu e demandará minha atuação. Quando olho para minha filha de apenas 6 anos participando dos meus ciclos, vendo meu sangue menstrual e já ciente dos momentos em que me recolho e porque me recolho, vejo que faço esse trabalho educativo e social com ela em casa, e com naturalidade. Vejo também como isso pode ser feito de maneira leve, didática e tão bonita em comunidades, escolas, faculdades de medicina, enfim, em todos os espaços!

Imagine como seria viver em uma sociedade que honra e respeita nossos ciclos e ritos de passagem? Como seria se nossas crianças fossem orientadas com todo cuidado e amorosidade sobre conhecer o próprio corpo, evitando o risco, inclusive, de tantos abusos sexuais? E se a distribuição de absorventes já fosse totalmente gratuita às classes que ainda sofrem a realidade da pobreza menstrual em nosso país?

Sem dúvida, teríamos menos problemas ginecológicos, constrangimentos, desrespeito e preconceito. Teríamos pessoas mais felizes, saudáveis, realizadas. Mas isso tudo precisa de um começo, e ele já está aí. Ou melhor, está aqui! Acredito que tudo isso é possível e que meus movimentos, ainda de uma formiguinha, estão tocando milhares de formiguinhas como você, para, juntas, vivenciarmos um pouco desse futuro no nosso universo pessoal.

Acredito que o futuro é feminino, e que a missão deste trabalho é ser uma proposta para viabilizar a educação menstrual em qualquer sociedade do mundo, pois o método que elaborei e apresentei aqui é universal, e já foi testado e aprovado por milhares de mulheres e dezenas de ginecologistas em mais de 26 países.

Há alguns meses, uma repórter me perguntou durante a entrevista: "O que você ainda não realizou na sua vida?".

Ela me deixou sem palavras... e olha que é raro me deixarem sem saber o que falar... Eu não fiquei sem resposta porque não sabia o que falar, mas porque ali, naquele momento, eu me dei conta de que, se morresse hoje, morreria realizada. E respondi:

"Eu já sou realizada. Se eu morresse hoje, tudo o que criei e desenvolvi nesta existência está disponível e livre para quem quiser saber, aprender, ter acesso. Tudo o que deixaria já está plantado, cultivado e aberto ao mundo para que ele seja mais feminino".

Encerro este livro, mais uma ferramenta importante na minha construção desse novo mundo, imensamente grata a você por me permitir plantar essa sementinha na sua vida. Através desta leitura, você também colabora com minha realização pessoal, não somente com a sua. A partir de agora, seguimos vibrando e fluindo neste planeta que foi criado para abraçar sem distinção os Sagrados Feminino e Masculino que em tudo habitam. Afinal, sem essa dualidade comungando, não há como a vida acontecer.

Estamos juntas.

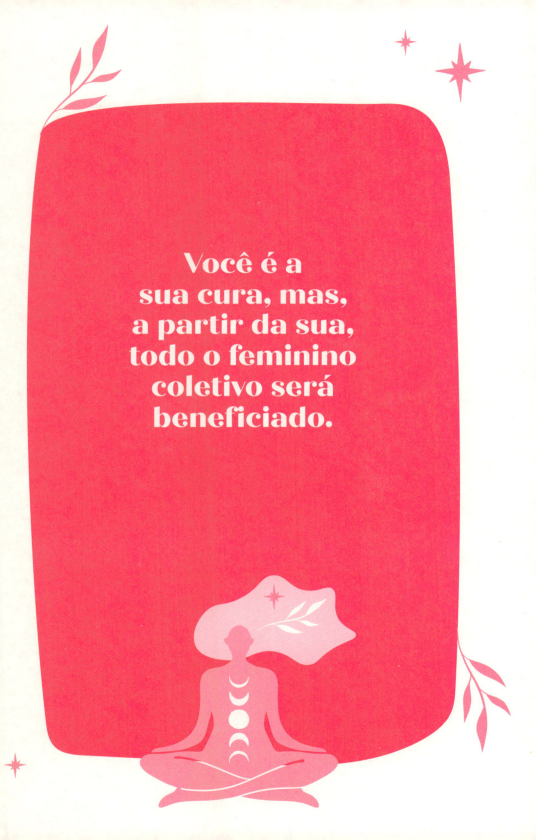

Você é a sua cura, mas, a partir da sua, todo o feminino coletivo será beneficiado.

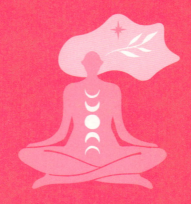

Este livro foi impresso
pela gráfica Edições Loyola
em papel pólen bold 70g
em fevereiro de 2023.